你就是光

中国医患
真实故事集

主编
秦海峰
刘晓晴
胡毅

科学普及出版社
·北京·

图书在版编目（CIP）数据

你就是光：中国医患真实故事集 / 秦海峰，刘晓晴，胡毅主编 . —
北京：科学普及出版社，2023.3
ISBN 978-7-110-10485-9

Ⅰ . ①你… Ⅱ . ①秦… ②刘… ③胡… Ⅲ . ①医患关系—案例—中国
Ⅳ . ① R197.323.4

中国版本图书馆 CIP 数据核字 (2022) 第 152639 号

策划编辑	宗俊琳　王　微
责任编辑	延　锦
文字编辑	方金林
装帧设计	佳木水轩
责任印制	徐　飞

出　　版	科学普及出版社
发　　行	中国科学技术出版社有限公司发行部
地　　址	北京市海淀区中关村南大街 16 号
邮　　编	100081
发行电话	010-62173865
传　　真	010-62179148
网　　址	http://www.cspbooks.com.cn

开　　本	787mm×1092mm　1/32
字　　数	99 千字
印　　张	7.75
版　　次	2023 年 3 月第 1 版
印　　次	2023 年 3 月第 1 次印刷
印　　刷	北京长宁印刷有限公司
书　　号	ISBN 978-7-110-10485-9/R·906
定　　价	58.00 元

编著者名单

主编　秦海峰　刘晓晴　胡　毅

编者　（以姓氏笔画为序）

于海明　青岛市中心医院

于燕波　解放军总医院

马　丽　首都医科大学附属北京胸科医院

王　俊　山东第一医科大学第一附属医院

王　瑞　大连医科大学附属第一医院

王雨薇　唐山市人民医院

王宝成　解放军第九六〇医院

王建功　唐山市人民医院

王慧娟　河南省肿瘤医院

白赫男　赤峰市医院

冯　虹　山东省立医院

刘　靓　新疆医科大学第一附属医院

刘春梓　解放军总医院

刘晓晴　解放军总医院

苏　璇　山西白求恩医院

苏春霞　同济大学附属上海市肺科医院

李　杰　首都医科大学附属北京胸科医院

李　捷　解放军总医院

李全福　鄂尔多斯市中心医院

李汶阳　包头市肿瘤医院

李晓凤　包头市肿瘤医院

李晓玲　赤峰市医院

李瑜文　山西白求恩医院

杨　伟　长治市人民医院

杨　宇　哈尔滨医科大学附属第二医院

吴静怡　湖北省肿瘤医院

闵先军　中国航天七三一医院

张　华　新疆医科大学第一附属医院

张国庆　解放军总医院

张明晖　赤峰市医院

张泽玮　鄂尔多斯市中心医院

张俊萍　山西白求恩医院

张晓玲　长治市人民医院

金高娃　鄂尔多斯市中心医院

胡　瑛　首都医科大学附属北京胸科医院

胡　毅　解放军总医院

胡兴胜　中国医学科学院肿瘤医院

柳　江　新疆维吾尔自治区人民医院

秦海峰　解放军总医院

贾喜花　保定市第一中心医院

徐晓燕　内蒙古自治区人民医院

高　平　大连医科大学附属第一医院

黄　淼　北京大学肿瘤医院

储天晴　上海交通大学医学院附属胸科医院

路　中　潍坊潍医肿瘤医院

路　丹　哈尔滨医科大学附属第二医院

路泽军　解放军总医院

内容提要

　　著名医史学家西格里斯曾经说过:"每一个医学行为始终涉及两类当事人——医师和患者,或者更广泛地说,医学团体和社会,医学无非是这两群人之间多方面的关系。"当前,医务人员已扩展为参与医疗活动的全部机构和人员;"患方"也由单纯的求医者扩展为与求医者相关的各种社会关系。近年来,医患关系受到越来越多人的关注,但我们相信世间的温暖足以对抗一切冰冷。本书拾起了一个个感人至深的医患小故事,没有专业的作家,没有华丽的辞藻,有的仅仅是几十位医生用他们最朴素的语言,讲述着他们的亲身经历,传递着最真实的情感,折射出对生命的敬畏。愿本书能够将带领大家走近医生这一群体,去聆听他们内心的声音。

前　言

反反复复，改了又改，终于确定了书名《你就是光：中国医患真实故事集》。

那是一个秋日的午后，一位与癌抗争了5年的患者还是离开了人世，家属发来了长长的感谢，那一句"您就像一束光，照亮了我们全家"，带给我的不仅仅是感动，更是震撼。因为在我的意识中，这样的词似乎只能与伟大联系在一起。我开始思索有关光的各种形态和意义。荧光、灯光、星光、阳光，从微弱到耀眼，从渺小到伟大，却丝毫不影响它们的守望。其实，我们每个人都可以成为光，都可以成为别人生命中的一束光，去传递爱，传递温暖。

电话响了，思绪被生生地拉了回来，那一瞬间，我想，我要做一件事，我要把更多关于光、关于爱、关于温暖的故事分享给大家。当我把这样的想法告知身边的同道时，大家都予以热情回应。没有华丽的辞藻，没有刻意的渲染，每一个故事就在平凡朴实中温热地流淌出来，汇聚成一条"美好之河"、一抹"希望之光"。

在此，我要感谢每一位作者，谢谢你们愿意分享内心的温暖和感动，谢谢你们愿意成为光的使者去照亮更多的人。愿我们都能遇见光，感受光，成为光。

秦海峰

眼前的这本书是几十位同行的非专业文章，没有统一的格式，没有规定的内容，亦无华丽的辞藻，更非字字珠玑。这是几十位医者的随心、随情、随性，甚或随笔，但字里行间折射出的专业态度、精湛医术，映衬着对生命的感知、理性和敬畏，浸透着温暖、关怀和同理心。似曾相识的经历，感同身受而直击内心，读罢即让我回味、思考，内心泛起涟漪。这看似一件件、一桩桩，日复一日的平凡、重复、琐碎工作，升华成文字，跃然纸上，便是奉献、感动和美好。我曾在做梦的年龄，因为羡慕一身绿军装、崇拜白衣天使、向往大学校园，便坚定不移地成了一名军校医科生。在此后几十年的从医生涯里，我却始终未回答友人的问题：你们医生究竟是怎样一群人？

然而，此刻，我希望大家能放下手机，拿起这本充满爱和光的小册子，走近我们、了解我们、感受我们……

刘晓晴

看完这本书，身为医者的我，思绪飞扬，感触颇多。时光荏苒，岁月如梭，蓦然回首，初心未变。

医学是一个很特殊的学科，作为医生见证了太多的人情冷暖、善恶悲欢。医生也是普通人，会因为与患者相同的感受而悲伤或无力。然而，医生也是一群可爱的人，来自患者和家属的一句感激、一个认可，以及一束充满信任的目光，都会成为医生披荆斩棘的无尽动力。同时，医生又是一群白衣执甲的逆行者，疫情来临，勇往直前，永不退缩。这本书与其说记录了我们与医学、与患者的故事，不如说真实地记录了一份份温暖。

胡　毅

目　录

001　拿什么关爱你：沉默的中国肿瘤患者 / 于海明

013　守护生命卡滑落死神手中的人 / 于燕波

021　每日一逗笑 / 马丽

024　不幸中之万幸 / 王俊

028　心有所医 / 王瑞　高平

037　用心沟通 / 王雨薇

041　不辱使命，国际救助援"巴铁" / 王宝成

048　不惧者无畏 / 王建功

053　扬起希望的风帆 / 王慧娟

057　病房里的马拉松：与病魔抗争的余生 / 白赫男

064　神医说 / 冯虹

068　生命需要尊重，更需要温度 / 刘靓

074 最好的告别 / 刘春梓

081 不舍生命 / 刘晓晴

086 给你一朵小红花 / 苏璇　张俊萍

089 诗酒趁年华 / 苏春霞

094 一张用生命给出的考卷 / 李杰

101 关键时刻，你最好相信我 / 李捷

107 四个白大褂 / 李全福　张泽玮

111 以心为灯，做守护生命的天使 / 李晓凤　李汶阳

117 医学人文路，有你也有我 / 李晓玲　张明晖

123 医者，救身救心也 / 李瑜文　张俊萍

128 闪亮的小星星 / 杨伟

134 迷茫中总在找寻希望 / 吴静怡

138 路·奔跑 / 闵先军

144 彼此温暖，真好 / 张华

147 肿瘤科大夫的成就感 / 张国庆

152 晴天霹雳：妈妈成了我的患者 / 张晓玲

160 有时是治愈，常常是帮助，总是去安慰 / 金高娃

170 医者仁心，生命至上 / 胡兴胜

178 生死之间，尽力而为 / 柳江

185 初心最重，奋斗最美 / 贾喜花

192 那些曾经的患者 / 胡瑛

198 做患者前行路上的光 / 徐晓燕

203 往往最伟大的艺术，雕刻的都是生命 / 黄淼

210 愿生活充满柔情蜜意 / 储天晴

216 让绝症不绝望：一位肿瘤科医生永远的心愿 / 路中

221 情有所依，心有所系 / 路丹　杨宇

229 从医感悟 / 路泽军

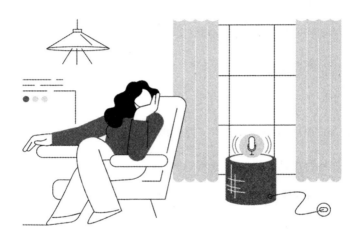

拿什么关爱你：
沉默的中国肿瘤患者

西西弗斯是希腊神话中的人物。在神话里，西西弗斯触犯了众神，诸神惩罚他把一块巨石推上山顶，而由于那块巨石太重，每每未上山顶就又滚下山去。

故事一 "她们凭啥瞒着我"

张大爷，76岁，高中学历，企业退休职工，有退休金，有城市职工医保，有自己的房子。两个女儿各自成家立业，妻子去世多年，跟李大妈再婚。

　　张大爷 2021 年 1 月开始出现腹胀、上腹部隐痛，到医院做了胃镜活检和 CT。根据检查结果，他被确诊为胃体低分化腺癌 Ⅳ 期，腹膜及腹腔淋巴结转移，HER2 阴性。几天后，我约了张大爷和家属来门诊谈话。

　　像很多中国家庭一样，当预判可能为"不好的病"（癌症）时，进入诊室的只有患者的两个女儿。"这病还能治好吗？能手术吗？"张大爷的女儿问出了经典的两个问题。当得知晚期胃癌已经失去手术机会、不可治愈时，她们毫无意外地问了下面的问题："还能活多久？要花多少钱？"

　　在我详细介绍了目前晚期胃癌的治疗手段、预期生存和花费后，张大爷的两个女儿出去商量了一会儿。"大夫，千万别告诉我爸爸他是什么病，他这个人心理很脆弱的，他要是知道是这个病会受不了的。"

　　这样的病患家属诉求在临床上太常见，连措辞都是那么的相似。患者本人到底是不是真的脆弱不得而知。在我们的社会中，当一个人得了重病，家属就会理直气壮地接过所有的知情权和决策权，患者本人就莫名其妙地被沉默了。医生要有异议吗？医生只能建议一下。

"其实，我建议还是不要完全瞒着你爸爸，我们可以考虑有保留地告诉他病情。毕竟后面的治疗很漫长，还会有一些副作用，他知道病情才能保证配合治疗呀。"我小心翼翼地征求着家属的意见。

"不行的，绝对不能告诉他！反正这个病也治不好了，我们不想让老人受罪。"家属态度很坚决。

经过仔细协商，家属否定了疗效较好的住院联合化学治疗和免疫治疗，选择居家口服化学治疗药物。我开具了一个疗程的"替吉奥"胶囊，写好医嘱，对患者家属千叮咛万嘱咐，一定要按疗程服药，一定要定期复查血常规和肝肾功能，一定要按时回来开下一个疗程的药物等。见不到患者本人总让我心里发慌，担心各种交代落实不到患者身上。

好在 3 周后张大爷的二女儿如约来到了诊室，开下一周期的药物。

"你爸爸没来呀？"我试探性地问道。

"我爸一到医院心情就不好，还劳累辛苦，所以就没让他来。不就开个药吗？"

"你爸爸感觉怎样？腹胀、腹痛有没有改善？复查血的情况怎样？"见不到患者的我只能依靠患者家属的描述了。

"我姐去看了他几趟，她说还行，没加重。这是社区医院的化验单。"

看到白纸黑字的化验单，心里略微踏实了一点。"吃完这个疗程，下次再来可就要把你爸带来了，下次该复查了。"我重点交代道，然后在门诊病历的查体那一项如实写上：未见患者，无法查体。这样的情况也许可以要求跟患者视频连线一下，我想着，决定以后试试。

再见到张大爷是春节后了，这次他是自己来的。张大爷比第一次见他时消瘦了很多，腹部隆起明显，但精神尚可。"大夫，您千万别听我那俩糊涂闺女的，她们凭啥瞒着我病情，我有点积蓄，我想好好治。"

原来，大爷感觉症状越来越重，开始怀疑女儿说的胃溃疡的诊断，他找来放大镜自己看了"替吉奥"的说明书，自此真相大白。复查发现，张大爷在口服"替吉奥"单药后病情进展了。经过二线联合化学治疗，张大爷的腹水消失，肿瘤达到了部分缓解。张大爷说："我孩子真不该瞒着我，这个病我自己有数，我就想着能控制控制多活一段时间，然后把自己的事安排好。"

所幸张大爷有经济条件，主宰了自己的治疗。而李大叔就没有这么幸运了。

故事二 "我们当子女的也不容易"

李大叔，69 岁，农民，小学学历，没有退休金，外地新农合医保，有两个女儿和一个儿子，都是城市打工仔，妻子已去世，他目前在大女儿家生活。

李大叔于 2020 年 10 月因咳嗽、痰中带

血到医院检查，最终确诊为右肺低分化鳞癌
ⅢC期，肺门纵隔淋巴结转移。

　　与张大爷家一样，告知病情和讨论治疗
时，患者被家属带离了诊室。患者的孩子向
我反复强调了两点：一是家里没有钱，能省
就省；二是千万不能让患者知道自己是癌
症。最终我们为李大叔制订了同步放化疗的
方案。

　　李大叔身体底子好，也很配合治疗，同
步放化疗进行得很顺利，肿瘤也明显缩小
了。这时我们建议李大叔入组 PACIFIC5 试
验，这样他有三分之二的机会用上免费的免
疫检查点抑制药维持治疗，还能报销复查的
费用。然而，我们在签署知情同意书时遇到
了困难，临床试验要求患者完全知情并亲自
了解所有试验内容后才能签署知情同意。可
家属还是坚决反对让患者知情。

　　我对他的儿女讲："老爷子这段时间化学
治疗、放射治疗都做了，住院住了几次，身
边都是肿瘤患者，他心里应该已经有数了，

只是不说而已。我通过这两个月对老爷子的了解，觉得他挺坚强的。你们要不要考虑向他透露一下病情？这个临床试验不需要你们给老爷子花钱，只要配合治疗就行了，还能省一部分复查费用，我觉得这个机会还是要抓住的。"

李大叔的孩子想都不想，直接拒绝了："我们当子女的也都不容易，没有那么多精力再陪着爸爸跑医院了，他现在不是挺好的吗？回家养着不行吗？"

李大叔就此出院，该复查时也没再回来。

李大叔出院前，我曾跟他有过简短的交流："大叔，您这个病现在控制得还不错，但是还没去根，您要不要考虑再做做巩固治疗？免费的那种？"

"我儿子刚离婚，他有个 5 岁的闺女没人管，我得回老家带我孙女，要不然这个孩子该咋办呀！"李大叔饱经沧桑的双眼中闪着泪花。

唉！还能说什么呢？唯有一声珍重。

故事三 "我的身体我做主"

彭妹妹，35 岁，硕士学历，美女翻译，冰雪聪明，家境优渥，有一个 7 岁的儿子。

2016 年，她不幸被确诊为肺腺癌 Ⅳ 期，双肺、脑、骨转移，ALK 融合阳性。

彭妹妹的家人担心她心理负担重，跟医生约定向她隐瞒广泛转移的事实，只告诉她肺上有一个恶性肿瘤。

彭妹妹历经克唑替尼一线治疗，脑放射治疗，恩沙替尼二线治疗，阿来替尼三线治疗，脑病灶一直控制良好，但在 2020 年 4 月，肺部转移短期内快速进展，已经导致轻微憋气的症状。二次活检基因检测仍然是 ALK 经典融合突变，合并多种伴随突变。我们计划在继续阿来替尼治疗的基础上联合化学治疗。可是无论家属和科主任怎么劝，彭妹妹就是不同意化学治疗。在长期治疗的过程中，我和彭妹妹性情相投，以姐妹相称。劝说的任务交到了我这个姐姐身上。

"姐姐，我这个病就是个慢性病，本来就不严重，你们给我化学治疗是不是有过度治疗的嫌疑呀？"她忽闪着大眼睛，直言不讳道，"我的身体我做主，我不想因为化学治疗降低生活质量。"

面对这样一个管自己叫姐姐的妹子，我实在狠不下心让她难过呀！"对！你的身体你做主！但让你做主得有一个前提：你的决定是建立在对病情全面了解的基础上的。"说完仔细观察着她，她的眼里出现了怀疑的神色。我心一横，在电脑上打开了她的肺部CT片……

那一刻的沉默如此漫长，大颗的眼泪从彭妹妹的眼中掉落，每掉一滴眼泪就像在我的心上划下一刀。我把她搂到怀里，"不怕，不怕，姐姐帮你，咱有办法治！"

彭妹妹在化学治疗知情同意书上签了字，经过2个周期的化学治疗，她的憋气症状消失，肺部病灶明显缩小。后面的治疗不再赘述，彭妹妹历尽荆棘，病情再次进展，她决

定不再进行包括化学治疗在内的所有导致不
适的伤害性治疗。

我握着她的手说，"姐姐尊重你的决定。"

困　局

两社会文化因素导致了以上三个故事的困
局：一、死亡禁忌；二、家庭和道德默认。

一、死亡禁忌：死亡隐藏着国人最深的
恐惧，是最大的禁忌。我们拒绝谈论它，避
讳所有可能导致死亡的事物，比如晚期恶性
肿瘤。曾经，向恶性肿瘤患者隐瞒病情，被
广泛认为是对患者的保护，并且无人质疑这
样做是否侵犯了患者的知情权。"他 / 她不需
要什么都知道，家属会替他 / 她安排好治疗
的事情的。"大部分人会这样想。这就牵扯到
了下一个因素：家庭和道德默认。

二、家庭和道德默认：国人对于个体的
概念是相对弱化的，家庭才是主体。一个人
患恶性肿瘤不是他个人的事，而是家庭的
事，要由家庭的代言人而不是患者本人来做

决策。

我们默认：一个家庭中的所有人都是利益共同体，子女都是孝顺的，父母都是慈爱的。

然而，有时人性总是复杂的。子女因为种种原因，不一定会全力为父母治病。丈夫在医院对重病的妻子关怀备至，但又会在出院后让妻子与外界隔绝直至死亡。从医多年，见到了太多，作为一名医生，我不想对此加以评判，也无权干涉。

出　路

每个医生都希望患者痊愈，但很多时候，肿瘤科医生扮演的却是希腊神话中西西弗斯的角色。巨石终将坠落，我们只能和晚期肿瘤患者并肩战斗，向死而生。惟愿这条荆棘之路上少一些隐瞒，多一些理解和从容。

如今的时代，保障肿瘤患者的知情权和决策权，不仅是肿瘤科医护人员的责任，更是昌明社会的彰显和担当。这需要一个组织，将社会工作者、心理工作者、医护人员联合起来，既考虑到我国的社会文化环境，又兼顾患者和家属的诉求，为维护患者权益寻求一条合理的路径。

（于海明）

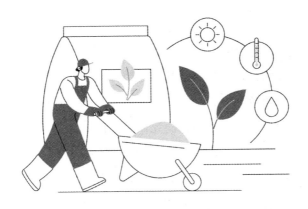

守护生命卡滑落死神手中的人

"嗞、嗞、嗞……"戴在手腕上的运动手环不合时宜地震动起来，已进入深睡眠的我一下子从床上蹦起来，慌忙接通电话，看了一眼时间，凌晨3点12分，听筒里传来重症监护中心（ICU）吉医生的声音："10床又大出血了，您还过来吗？"因为一些特殊原因，住在ICU 10床的患者是我最近工作重点关注的对象，这也让我有机会近距离接触到ICU的医务人员，了解到他们每日工作的真实现状。

刚才那通电话，已经是十天内的第3次

午夜电话惊魂啦！虽然，临下班前吉医生曾提醒过我，我在临睡前还一边心存侥幸地想着"哪有她说的那么准呀！"，一边将运动手环戴上。这是我在经历了前两次半夜电话后想到的方法，以确保深夜来电时既能感知到信息也不会因铃声惊扰到家人，我可不想因为三更半夜接电话再次受到家人的"严重谴责"了。

在赶往医院的路上，两旁的路灯孤零零地亮着，偶尔有一两辆车从我的车旁驶过。想起了白天和吉医生沟通患者病情时，她很无奈、也不无骄傲地提起过："因为 ICU 工作 24 小时连轴转，工作压力更大，要求也更高，需要'十八般武艺样样精通'，大家不太愿意来，年轻医生离职率也很高。医生、护士都很紧缺！我的二线值班很频繁，早已练就了半夜电话一响就接听的功力，家人也练就了习以为常的本领，有时，我抢救患者回来他们都不知情。早起爱人看不到我，孩子见不到我，也不会惦记找我，都习惯了。当然，一般下班前，我都会再回顾一下患者当日病情，八九不离十就会预判到当晚是否会接到值班医生的电话了。就像今晚，10床患者有可能会再次消化道大出血！"

这次，我用了不到平时上班路程一半的时间，赶到了医院ICU。当我踮脚绕过ICU外走廊地上横七竖八躺着、坐着的患者家属，心疼和感叹着重症患者家属不易时，展现在眼前的，是一派灯火通明、无异于白天的ICU工作场景，除了部分病房亮度稍暗下来。走廊的灯发出柔和的光芒，病房拉着隔帘，经过门前能听到监护病房里传出各种监护仪"哔哔哔"的信号声，自动血压计的充气声，呼吸机气囊鼓动传送气体声，患者不适的咳嗽声，以及各种原因突然导致的刺耳的仪器报警声……。也能看到仪器屏幕上一闪一闪地跳动着某种波形，看到医务人员在昏暗的灯光下进行各种床旁检查和伏案记录的身影。

走进10床患者的病房，又是另一番景

象。略感刺眼的灯光下，值班医生、二线吉医生和三线 ICU 牟主任面色凝重地盯着心电监护仪、呼吸机、各项治疗仪上不断变化的指标；他们听着值班医生、护士汇报患者当前生命体征、出入量、治疗方案和参照抢救预案的已执行情况；他们低声讨论着药物使用情况，预判病情进展，下达申请床旁胃镜、血气分析、准备使用的药物及剂量等医嘱。3 名护士有序进行着各项操作，其中，一位护士一边从胃肠减压器里引流出大量的鲜血并计量、汇报数值，一边低声安抚着已处于昏迷状态的患者："您别紧张，放松心情，主任、医生，我们大家都在您的身旁，正在讨论着您的治疗方案"，温柔地擦拭着患者口鼻周围的血迹、额头渗出的汗液；一位护士站在抢救车旁，认真记录着患者当前各项指标和病情进展，严格执行着医生们下达的各项医嘱：配液，穿刺，抽血，注射，调整仪器设备参数，观察呼吸机、动脉血压、深静脉穿刺、引流管等会不会因为治疗和患者的躁动影响管路衔接和使用安全；还有一位护士已经开始电话协调会诊、联系输血、申请检查等，并与患者家属取得联系。

在与死神争夺患者生命卡的战斗中，真的不是ICU医务人员一个人在战斗。这是一个团队协作的过程，是一个医护配合的过程，是一个多学科联合群策群力的过程，是一个与患者、家属共同努力战胜病魔和死神的过程……如果说躺在ICU的患者只有一个目的，就是活着，那么ICU医务人员，就是用尽一切办法让他们活着的人。全球每年约有3000万患者被送入ICU接受治疗，约2400万人能被成功地挽救。尽管ICU医务人员成功挽救了无数人的生命，但他们的努力并不总是奏效的。

今晚，ICU医务人员遵循着前期与10床患者家属沟通达成的共识，一方面理智地选择所有可能对患者有帮助的治疗方法，一方面更加客观地评估患者的最优利益，舍弃

那些对挽救患者生命毫无意义的形式。很遗
憾、很难过！ 10床患者没有与我们的医务人
员一起顽强地闯过第三次抢救关。在这种情
境下，ICU医务人员与患者家属的对话变得
非常艰难，因为每一次交流都会不可避免地
触痛对方。因此，他们总会因人而异，移情
地选择患者家属可以接受的方式去进行关于
死亡的沟通。

牟主任满怀愧疚地告诉患者爱人："我很
抱歉，您爱人去世了。"作为患者家属，这位
通情达理的知识分子，十几天来看到了ICU
医务人员的全力以赴，面对爱人的去世默默
流泪，抓着爱人的手，口中喃喃久久不愿离
去……，而患者儿子的表现要激动得多，哭
诉着自己的负罪感："爸爸，是我没有尽早
送您去医院治疗，是我不想让您痛苦，选择
不给您做心肺复苏和气管插管，是我没有尽
力！"吉医生善解人意地轻拍他的肩膀："如
果你的父亲此时就坐在这儿听我们聊天，你
想他会说些什么呢？十几天来，我们看到了

你父亲的坚强和努力，全身换了两遍血，坚强的意志让他不断产生与呼吸机的人机对抗，对他也是一种折磨！"患者儿子回想着父亲遭受的病痛折磨，感同身受地猜测："也许他会说，别救我了，让我走吧！"这样的对话使得患者儿子的情绪慢慢平复，也为吉医生自己带来了一丝宽慰。

参与战斗的医务人员默契地干着各自手头的工作，有的给患者进行最后的身体清洁，有的撤除患者身上的导管，缝合伤口，有的收拾现场抢救的仪器设备和药品，有的继续书写救治全过程的记录……。大约10分钟后，在牟主任的带领下，全体参与抢救的医务人员陪同家属与患者做最后的道别，维护患者离开世界前最后的尊严。

抬头看看窗外，东方已泛起鱼肚白。在参与战斗的医务人员之中，有的人选择留在科里稍事休息以继续第二天白天的战斗，有的人选择赶快回家以给家人做一顿早餐、送孩子上学，有的人还在忙着手中未完的工作，也并不清楚是否能按时下夜班……

　　之所以选择用文字把我这次参与 10 床患者抢救的全过程记录下来，是因为大部分在 ICU 救治的患者，遗憾地离开了世界，他们永远无法告诉世人，在这里所接受的救治、照护和关爱，而那些庆幸病情缓解并转到普通病房的患者，因为在 ICU 时一直处于持续昏迷和生死未卜的状态，他们的生命和记忆似乎在 ICU 遗失了。我想说，如果一定要在医院的众多科室中选出一个与死亡打交道最频繁的科室，ICU 就是备选答案之一，只要是 ICU 的医务人员，就一直在和死神赛跑，竭尽全力、负重而行。

　　我们相信，你就是光，因为内心有光之人，能容万物，不乱于心，不困于情，不缠于物。漫漫人生路，你们一边温暖自己，一边照亮他人，守护着滑落死神手中生命卡的人，诠释着生命的真谛。

（于燕波）

每日一逗笑

老刘是小细胞肺癌广泛期的患者，按照 2021 版美国 NCCN 指南和中国 CSCO 指南推荐，选择了阿替利珠单抗联合 EP 方案化学治疗。2 个周期后出现胸闷气短、咳嗽咳痰，伴发热，检查提示免疫相关性肺炎，激素治疗后症状好转。虽然诊断初期双下肢乏力仍缓解不明显，且仍在反复住院治疗和复查中，但老北京人的倔强和幽默一直都在。

老刘：马大夫，早啊，您那！今儿比以往上班来晚了 10 分钟啊，小心挨领导训啊！

我：您就是我领导，只要您不训我就行。今儿怎么样啊？

老刘：我今儿还真有两件事向您汇报，一是我不怎么喘了，看来这激素不错，虽然我胖了，不帅气了，但喘憋好多了，长点肉我就忍了。

我：那是好事啊，我准备给您复查个 CT 看看需不需要激素减量。第二件事呢？

老刘：第二件事也是好事，您猜怎么着，我的腿不瘸了！我就纳了闷了，您给我用什么药了？怎么就让腿从几个月一直瘸着到现在就好了呢？

我：哈哈，说明病快好了！

老刘：那敢情好。这个，还有……

我：老刘，我得先去交班了啊，还有什么指示？

老刘：指示还多着呢，您得好好干，下次来早点啊！我要不满意，后果很严重的，哈哈。

我：得嘞，您还有什么事尽管吩咐。

其他患者听了咯咯笑：老刘，您还指挥

起大夫了呢？

老刘：我这是鼓励年轻大夫好好干，总结经验，不断进步，从我身上长经验，以后就能当大大夫！

隔着口罩，老刘给大伙做了个鬼脸，哈哈笑。

老刘的乐观、积极一直影响着周围的患者，与医护之间也能进行很高效的互动。每次他一来，病房里都充满了欢声笑语。是啊！只有相互信任，才能建立起医护与患者及家属共同抗击肿瘤的命运共同体。

（注：小细胞肺癌患者中，电解质紊乱是常见的副瘤综合征之一，尤其是低钠血症、低氯血症，血钠的变化往往是疾病变化的信号之一。老刘就是因为疾病好转，维持电解质平衡后，血钠恢复正常，下肢乏力才逐渐好转。因此，及时关注副瘤综合征，从患者的细微症状中发现问题，总结问题，才可能为治疗和疗效评估提供重要的线索。）

（马　丽）

不幸中之万幸

　　这是一个对我来说再普通不过的上午。当时我正在诊室里忙碌着。好不容易挤出一丁点时间去趟卫生间，再一路小跑回诊室，我看见一个熟悉的背影坐在诊台前等着我：宽大、陈旧、过时的外套，肩口的缝线明显已经开裂；歪斜的鸭舌帽下凌乱的花白头发。我回到了那个已经连续坐了近两小时的凳子上，向他打招呼："老赵，过来啦！"

　　老赵是我的老病号，今天是他来复查的日子。

　　老赵 3 年前患了左肺癌，1 年前又被检查出患有左肾癌，都是早期，均行根治性手术治疗，至今复查未见肿瘤复发和转移。老赵是退休的工程师，但是退休金却少得可怜，他说自己没赶上调整退休金的好时候，倒是赶上了肿瘤。托尔斯泰说过，幸福的家庭都是相似的，不幸的家庭却各有各的不幸。癌症患者是不幸的，而老赵所患的肿瘤经早期发现、早期治疗，预后很好，从这一点讲，老赵又是幸运的。

这次，我问了老赵的近况，给他做了详细查体，开了新的检验单，检查报告出来后我又对照以前的检查结果进行了分析、告知，然后写门诊病历，开处方拿药。最后，我说："老赵，你经过规范治疗后，肺癌、肾癌均未见复发和转移，仅有轻度贫血，以后注意按期复查，暂时不需要抗肿瘤治疗，另外要吃药控制你的血压。"老赵听了我的话很是开心，感激之情溢于言表。他说："王医生，这样我就放心啦。有你这样的医生给我治病，我真是不幸中的万幸啊！"他来时紧锁的眉头，此时已经舒展开来了。

我感到心中泛起的欣慰感驱散了身体上的疲惫。每次遇到类似的情况，我都感慨："耐心地与患者交谈所付出的时间真的很值，非常值。"我们给患者看病，包括门诊，尽量多给患者一些时间。门诊时间花得越多，对患者的病情分析和治疗方案讲解也就越详细。特别是肿瘤这样的大病，以及难以确诊的疑难病，几分钟的时间无法让医患双方得到充分的沟通。我们应该分析得更加全面，结合每名患者的特点，详细地分析。患者和家属往往关注的是治疗效果、预后生存，但实际上，我们在流行病学、疾病诊断、分期、临床表现等方面也要给他们上上课。因为患者不懂医学，而我们身为医生，应该让患者从医学的角度了解自己的病情。同时我们要注重人文关怀，学会将心比心。对于早期肿瘤，我们要达到根治，对于晚期肿瘤，则主要是姑息治疗，争取在保证良好生活质量的前提下延长患者生存时间，不能强求"抗肿瘤"，不能在肿瘤患者已有的心理负担、身体负担的基础上再增加过多的、不必要的经济负担。

一位老专家曾经说过这样一句让我难以忘怀的话："被爱很美好，被需要更伟大。"今天，有些医患关系并不理想，但我依然相信这不是主流，不是永远。一位名人说过："人的一生很长很长，但是四个字就概括了——生、老、病、死。"无论是你的父母，还是你的孩子，谁都无法完整地陪伴你的一生，但有一个职业是生老病死都离不开的，那就是医生。

在我看来，作为医生，除了医治患者身体上的疾病，也应尽自己所能宽慰患者心理上由于疾病所带来的无助与伤痛。如果说生病是种不幸，那么我们生而行医，就该为患者争取不幸中的"万幸"。

（王　俊）

心有所医

虽然以前你也常常不在身边，但从今往后我真的是一个人了……（来自患者阿华弥留之际时妻子的喃喃自语。）

人生有许多第一次，有时是尝试，有时是成长，有时是超越，但有时却是遗憾。

拿出背后藏了许久的玫瑰花，十指相扣地看那场感人至深的电影，举起烛光晚餐上的交杯酒，也许，那是爱情。深夜下班回家吃的那口热饭，身上那件没有任何皱褶的衬衣，生病时永远不会缺席的守护，那便是亲情。爱情可以升华为亲情，亲情中也可以饱含爱情。

几年前，在我从医的职业生涯中，有一名患者的故事令我终生难忘，现在回想起来依然历历在目。

他叫阿华，是一个普普通通的胃癌晚期患者，那年确诊胃癌晚期时才 51 岁。虽然阿华一家只是普通工薪家庭，但三口人却生活得很幸福。最让阿华心疼的是自己的宝贝女儿，逢人都要"炫耀"一下自己的漂亮女儿，她在外地名企上班，快要领证结婚了。

阿华年轻时做着自来水公司的一份文职，工作空余时，最爱的就是打麻将。约上两三个牌友，点上一根香烟，泡上一壶浓茶，一战就到天亮。当阿华拖着疲惫的身躯回到家时，桌上还摆放着妻子做的、他最爱吃的菜肴。平时忙于应酬的他，抽烟、喝酒样样精通，甚至有过一天四包香烟的"战绩"，经常喝到半夜才回家。

刚开始上腹部有些不舒服时，阿华也没太在意，只觉得是不按时吃饭造成的。直到有一天，痛感越来越频繁，他瞒着妻子和刚从外地回来休假的女儿，一个人独自去了医院。经过一系列检查，"胃癌晚期"这4个着实刺目的字眼，像一块巨石突然砸落、沉沉地压在他的胸口，让他喘不过气来。

他拨通了妻子的电话，颤抖着说出了实情，但对着从妈妈手中抢过电话的女儿时，却故作轻松地说只是点小毛病，住几天院就没事了。阿华妻子十多分钟就赶到了医院，边哭边用拳头生气地捶着阿华，汗珠和泪珠伴随着身体的抖动掉落下来。阿华依然低头不语，看着那被常年烟熏而泛黄的手指。沉默许久之后，阿华叮嘱妻子，不要告诉女儿，不想因为自己的病影响这门婚事。

对于肝转移，合并胃周、腹膜后淋巴结转移的阿华来说，姑息化学治疗是他最后一搏的机会。第一周期的化学治疗，让原本就瘦弱的阿华出现了严重不良反应，恶心呕吐让他几乎没有胃口吃饭，粒细胞也低到了警戒线。2个周期过后，影像学报告传来了噩耗，阿华的病情还在快速进展。这对于不得不改用二线方案的阿华而言，无疑是雪上加霜。

阿华的妻子小心翼翼地打开保温桶，面对热气腾腾、撒着葱花的小馄饨，他扬起了嘴角，一口一个吃得很香，连汤都要全部喝完，仿佛忘记了刚才脸上还挂着的失落。

夜幕刚刚降临，阿华已经入睡，妻子一个人在走廊尽头孤单地落泪。我悄悄走到她身边，伸手把一沓叠好的卫生纸递给她，不知不觉间，我们畅聊了许久。原来就在刚刚，远在外地的哥哥告诉她，父亲因为意外去世，兄弟姐妹们准备一起帮忙料理父亲的后事，让她别担心，好好照顾阿华。她望向窗外，寂静的夜空中，不知她的眼里是否还是那曾经看到的皎洁月光。

第二天路过病房门口时，我透过房门看到她还是像往常一样，拧干散着热气的湿毛巾，认真地擦着阿华的身子，依然不停地逗阿华开心……

二线治疗第一周期结束后，阿华和妻子互相搀扶着准备回家，两个人的背影逐渐消失在人海中。

没过多久，阿华被救护车里的平车推着送到医院，妻子焦急地诉说着情况。再次见到阿华，他的脸色煞白，头上已经没有了头发。虽然经过输血、营养、补液等对症支持治疗后，阿华的脸色好了许多，但他病情变化的速度还是令我担忧。

两天后的下午，阿华突然感到腹部剧痛，疼得连薄薄的棉被放在肚子上都会增加疼痛感。阿华用本来就没多少力气的手，紧紧地攥着床边冰冷的护栏，眼角的皮肤也因为疼痛被挤在一起。影像学显示阿华的胃癌导致了穿孔，急性弥漫性腹膜炎引起了难以忍受的疼痛。从那时起，普通的口服止痛药不再有效，我给阿华用了强效的阿片类制剂，这才减轻他的痛苦，让他短暂睡去。

由于胃癌合并穿孔，再加上现在的身体状况，会诊过后也只能采取保守治疗。从那时起，禁食水让阿华不能再吃妻子为他做的饭菜，连干裂的嘴唇也只能由妻子用棉签蘸水润湿，所有的营养只能靠身上插着的管道通路输送。为了在床上大、小便更容易，阿华再也没有穿过裤子，只是用布单盖在身上。

眼看着阿华的情况一天不如一天，阿华妻子拨通了女儿的电话，不得已将实情告诉了女儿。电话两头的母女泣不成声，也许是她不想让女儿像自己一样，怀揣着对父亲最后的遗憾。

不久之后，我见到了阿华的女儿和女婿。两个人拖着行李出现在病房里，像是刚下飞机，还未来得及回家安顿好就赶了过来。女儿悄悄掏出自己的结婚证，翻开放在阿华眼前，阿华和妻子一样，高兴中带着惊奇。阿华沉默了，天生要强的他转过头去，独自小声啜泣着，女儿紧紧地抱着蜷缩着的父亲。面对一直挂念的女儿，阿华眼眶湿润着露出了久违的笑容，像是忘却了自己的病痛，不再有牵挂。

当我再次走进病房时，阿华直愣愣地望着天花板，面对护士的呼叫他已经没有任何反应。眼神中流露的是被重病折磨后的痛苦和精神被摧残后的麻木，而不是对生的渴望。令我惊讶的是，当阿华妻子提高嗓门问他打不打麻将时，阿华会应声回答，再追问出什么牌时，他依旧会说出"三万，我胡啦！"

阿华的情况急转直下，不久便出现了下颌式呼吸，双侧瞳孔散大及血压不稳等状况。面对长久以来承受极大痛苦的阿华，我深知此时的他已然走向生命的尽头。我与阿华妻子交谈病情后，她签署了那份知情同意——如果阿华生命垂危，需要高级生命支持才能延续生命时，同意放弃抢救。我能看到那双粗糙的双手，不管提过多少重物，不管干过多少重活，签字时依然止不住颤抖。不知道她下笔时鼓足了多大的勇气，但我知道这也许是眼前这名女性此生最艰难的决定。让自己相伴一生的人少些痛苦，体面地离开这个世界，何尝不是最深沉而无私的爱呢？

那天下午，阿华便离开了人世。在家人的陪伴中，阿华安详地走完了生命的最后一程。

当我再次见到阿华妻子时，她已经办理完死亡证明准备离开。望着她渐行渐远的背影，我眼前闪过了许多画面。从阿华和妻子刚来时的两个人，到阿华病危，再到现在只剩她一个人和手里的那份文书……

医路走来，那句出自特鲁多医生的墓志铭——"有时是治愈，常常是帮助，总是去安慰（To Cure Sometimes, To Relieve Often, To Comfort Always.）"，一直在我内心中回荡。在每一次直击灵魂深处的经历背后，这一个个带有温度的字符，常常让我有不一样的理解和感慨。医者当有敬畏心，珍视健康，尊重生命；医者当有仁爱心，解除病痛，仁慈博爱；医者当有责任心，秉承精神，乐于奉献。身处当代新的医学模式之下，治病固然重要，医心更显可贵。

（王　瑞　高　平）

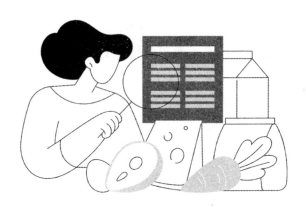

用心沟通

我是一名新手医生。在我最初接触医学，并决定为之奋斗终身之际，我的导师告诉我："医者，当遵从《言医·序》中所言，学不贯今古，识不通天人，才不近仙，心不近佛者，宁耕田织布取衣食耳，断不可作医以误世。"从那时起，我接受了这个挑战，把我的人生目标设定了下来：不误世。我明白目标越笼统，实现起来越具体。我也明白不忘初心，方得始终。我尽我最大的努力，在学习阶段掌握最前沿的医学知识，我尽我最大的努力，迎接医生作为我职业的这一时刻，并如愿以偿。我深知，这不是结束，而是一个开始。

投入到工作岗位上，我便遇到了这个故事的主角——一名舌鳞癌的患者。自 2012 年行右舌根全喉切除术后，患者一直戴有气管套管，他携带气管套管生活已经有 9 年的时间了。初期的接触，让我很困扰。这 9 年的时光，他并没有掌握国际通用手语。显然，就算他掌握，我也不会。然而，他和照顾他的家人沟通起来，似乎并没有障碍。那时我就下定决心，既然负责他生活的人可以做到，负责他医疗的我没有理由做不到。直到今天，我作为他的管床医生，和他相处已有一年的时间了。前不久的一天，科室正在交班。"医生、护士快来呀！"突然听到病房传来了焦急的叫喊声，我们放下交班，第一时间冲到病房，护士也推着抢救车跑了过来，进病房以后我们面面相觑，并没有需要抢救的患者，一个陪床家属说："刚才 9 床的患者捂着肚子一个劲地敲柜子，他的家属不在，我们也听不懂他在说啥，所以赶紧叫你们过来看看。"我们的主角正蜷缩着身体在床上躺着。我询问他怎么了，他一边指着肚子一边做出痛苦的表情，我马上明白了。"哦，你是肚子痛了。"他连连点头。然后又拿出手机写了两个字"大便"，我说，"你想解大便了！""你几天没解大便了呀？"我又接着问，他用手比画了一个十，"你已经10天没解大便了呀，我每天查房的时候你不都说挺好的嘛！"我惊奇地问。没办法，现在只能灌肠了，我去开医嘱准备东西，并遣散了前来急救的护士，和他说："你让你的家属赶紧到医院来吧。"他拿出手机，拨通了他姐姐的电话，指指我、又指指手机，示意我跟她姐姐说明情况。接通后，我向她姐姐简单交代了一下病情，让她不要着急，尽快来医院就好。我们很快为他进行了灌肠，缓解了他的痛苦。

我突然发现，这个患者和我之间的沟通并没有因为他不能说话而形成障碍。我们之间似乎构建起一座默契的桥梁。这次处置完全没有因为沟通障碍耽误时间。在这位患者身上，我没有误事。尽管这是一件不起眼的小事，尽管所有医生前辈都会这样做，甚至做得更好。我却在这件事上真正地鼓舞了自己。我埋下了用心与他沟通的种子，收获了零障碍沟通的果实。

我热爱医生这个职业，它让我的生命有了意义。我用心守护着每一位患者，守护的不仅仅是他的健康，还有他的尊严，他的家庭，同时也守护了我的初衷，我的目标。愿我作为一个医生，点亮更多家庭希望的灯，同时也照耀着我继续前行。

（王雨薇）

不辱使命，国际救助援"巴铁"

　　我们这个全部由党员组成的军医救援队之中，有很多都是参加过首批赴苏丹维和、汶川地震大救援、抗击'非典'等多项任务的老同志。我们以'关键时刻站得出来，危难关头豁得出去'的党员标准要求自己，肩负着党、祖国、人民和军队的重托，心怀高度的政治责任感和使命感，将爱国之情、报国之志化为救援的实际行动，圆满完成了全部救援任务，为国旗添了彩，为军旗增了光，使党旗更加光彩夺目，向党和人民交出了一份优良的答卷。

军令所授，远赴"巴铁"施援手

我所在的解放军第九六○医院，是一所军队医院。我和我的同事们是这样一个特别的群体，我们不仅仅是医务人员，还是现役军人，更是光荣的中国共产党党员。

值此建党 101 周年的光荣时刻，岁月往事浮上心头，那段难忘的经历让我一直铭记在心。

2010 年夏季，我国的友好邻国巴基斯坦大部分地区连降暴雨，引发了近百年来最为严重的洪涝灾害，造成了 1600 多人死亡，2000 多万人受灾，120 多万栋房屋被毁，600 多万人流离失所。

对此，中央军委一声令下，以我院为主要力量，抽调成立了一支 60 人的中国人民解放军医疗救援队，携带各类救援物资，火速奔赴巴基斯坦，执行人道主义医学救援。

形势严峻，牢记使命护友邦

我们抵达的塞赫万县是此次巴基斯坦洪灾的重灾区，已有 25 万灾民。根据巴基斯坦官方通报的情况，该灾区急性腹泻、皮肤病、呼吸道疾病和可疑疟疾等患者数以万计，且以妇女儿童为主。截至我们抵达之时，已有至少 39 人死亡、数万人遭受感染，存在着暴发大规模传染性疾病的可能，卫生防疫形势十分严峻。

巴基斯坦是我国人民称为"巴铁"的"全天候"友好国家。在此危难时刻，某些国家却以援助为由，企图挑拨、分化中巴之间的友好关系。因此，我们深知此次救援的意义重大。每一位队员都下定决心，不管吃多大苦、经多大险，一定要完成党和军队交给我们的神圣使命！

首例剖宫产，阿里·阿克巴将铭记 中巴友谊

灾后的巴基斯坦，烈日当空，我们搭建的医院帐篷内温度高达40多摄氏度。救援队的每位成员都出现了严重脱水的情况，尽管每天喝十几瓶矿泉水，却基本没有小便，因为水分都已伴随汗液蒸发。

这天，医院帐篷中来了一位难产的妇女。经过了解情况，我们得知，当地医院从未进行过剖宫产手术，产妇如遇难产，只能祈祷真主保佑。

鉴于此，我们坚定地向产妇和家属表示，一定会尽全力挽救母子的生命！

手术开始了，医疗队的产科医生和麻醉医生需要身后护士不断地擦拭汗水，才能不让汗水蒙住眼睛，从而保证手术顺利进行。当新生儿的啼哭声从产房传出，医疗队队员和灾民们都热烈鼓掌，汗水、泪水交汇在一起，人们感谢真主的保佑、感谢真主请来了

神奇的中国军医。

得知我是医疗救援队的队长，孩子的父亲紧紧地拉住了我的手，提出了一个令我出乎意料的要求——他请我给孩子起名字。

我知道，在巴基斯坦乡村，只有村里德高望重的长者才有资格给孩子起名字。他们对中国军队的感激之情可见一斑。

最终，我为新生儿取名为"阿里·阿克巴"，意思是"真主使你勇敢"！我想，拥有这样名字、这样经历的孩子，长大以后一定会记住他生命的奇迹，也一定会是我们中国与巴基斯坦之间友谊的见证者和坚定的传承人。

跨国救援，中国军医用实力弘扬信仰的力量

在20多天的救援时间里，队员们克服了种种困难，诊治患者8581例，实施手术116例，接生新生儿7名，完成辅助检查842人次，进行实验室诊断检查2185人次，发放

各类药品 23 860 盒，防疫消杀面积累计 159 万平方米，捐赠疫苗、药材、装备等物资价值 1100 余万元人民币，创造了多项跨国医学救援的新纪录。

彼时，《光明日报》一位资深的高级记者也在救灾的一线采访。当他看到我们的护士顶着似火的骄阳，手牵着一队队前来就诊的灾民，不知疲倦地穿梭在医疗帐篷之间时，他的眼睛湿润了。他告诉我，在这样的白衣天使面前，他的心灵得到了一次纯洁的洗涤！他衷心地感谢我们的医疗队队员，是他（她）们，使他又一次相信了信仰的力量！

为祖国庆生，救援多国友人成佳话

2010 年 10 月 1 日，就在我们举行了简短而又隆重的升国旗、庆祝国庆节的仪式之后，就传来了联合国粮农组织的直升机不幸坠落的消息。

时间就是生命！医疗队以最快的速度完成了救援部署。接应前方、分诊、检查、手术，各项工作有条不紊又紧张地进行着！

然而，没有血库！一袋血也没有！这时队员们纷纷挽起了袖子，随时准备献血！

经过全力救治，奇迹出现了，竟然没有一位遇难者出现生命危险！重伤者经专业的处置后被转送到后方医院，而轻伤者也基本都能自理。这些来自俄罗斯、阿曼、瑞士等多个国家的联合国工作人员后来表示，非常庆幸他们在不幸中遇到了中国人民解放军医疗救援队，令他们转危为安，重获新生。

事后，联合国粮农组织正式向中国外交部、中国驻巴基斯坦大使馆表达了对中国人民解放军医疗救援队的诚挚感谢！

（王宝成）

不惧者无畏

　　算起来，我已经是一个老医生了。自从离开学校，我就在医院里摸爬滚打，成长到今天，成为还算合格甚至优秀的医务工作者，实属不易。

　　刚毕业那会儿，人人都说未来是七彩的，我却觉得，头顶是一片黯淡的灰，只因为被分到非理想科室。虽然工作上感觉陌生，甚或带有些微的胆怯，却也期望着自己能和老大夫一样，能够给患者灰蒙蒙的生活制造出温暖色块。然而，很不容易，从一名住院医师成长为今天的主任医师，其中的艰辛和汗水，可能无法一一描述。慢慢医路，当鲜花满地之时，回眸岁月，发现来时起点就是当初那点儿不可思议的、渺小而坚硬的执念。一声"好大夫！"算是最大的奖励吧。

时至今日，我依旧在临床岗位上坚守，帮助需要我的患者，这是我的日常，也是我的执着。从事医生这个职业，我并非觉得自己高大起来了或者了不起，只是觉得更接近生命的原态，守护它是一种幸运。我曾经从事过外科，动刀动剪，修除疾病，修复功能。那时，为患者去除身体上的糟粕，助其提高生活质量，应用的虽是冷器械，却总能在闪着光泽的"冷"之后，看见生命鲜活起来的"暖"，自己总是备感欣慰和荣耀。

如今，我的工作与肿瘤有关，给予生命高级支持，略微有了点高尚的感觉。毕竟，能够给人带来生的希望、命的长久，也不是每一个人都能做到的事情。现在我发现，自己可以毫无压力地告诉别人我的职业和我的年龄，还有我经历的从医生涯，这些是真正的五彩斑斓。现在的自己，自信而沉稳，这是久经沙场锤炼出来的品质。我带着我的团队，无惧无畏地走在高级生命支持的路上，无怨无悔。

作为一名医生，我亏欠最多的人，终是父母。两位老人家默默地居住在老家，想着他的儿子，惦着儿子的冷暖。我呢，只是偶尔地问候和探望。可我知道，没有他们的支持，我的从医路不会那么顺遂，不会一味地在从医路上单纯地成长、成熟。那样一心扑在事业上的单纯岁月，那样充沛的时光，悄无声息地淌过，在他们和我的生命里留下大片的独白，回味无穷。

从医之路，是我一辈子在走的路。这一路上，一些救死扶伤的事情，经常上演。回想我的职业生涯，却总忘不了刚参加工作时，做的一件与医疗无关的"傻事"。那是一个周五的傍晚，刚结束工作的我一个人从医院的楼梯向下走，在二楼的拐角处，忽见两个大汉将一名患者家属向角落挤去。当时的感觉就是：情况不对。便向他们喊了一嗓子："你俩干啥的！"大汉回头："别管闲事！"我怕家属吃亏便说："别欺负人，我找保安啊。"那个高我一头的大汉恼羞成怒，向穿着军大衣的我冲过来，掏出一个亮晶晶的似匕首的器具狠狠捅了一下，军大衣瞬间露出了棉花。我大喊："咋这么猖狂！保安，保安！"俩大汉转身就跑，我和寻声而来的保安在后边追。出了住院部，俩大汉骑上摩托车跑得没了踪影。那个家属兜里的救命钱保住了。我的军大衣，留下了一个洞。

很多事都会成为悄无声息的过去，痕迹会渐渐缩小，甚至缩影成记忆里一块小小的斑点。然而，不惧者无畏，这句话从那时起便成了我在做人做事时的指引。也是从那时起，我在生活和工作上都秉承着不惧者无畏的宗旨。在最窘迫的境况中，做最艰难的面对时，我都努力用自己的执着将希望开成贫瘠沙土里的花，一点一点地显露出成功和成熟该有的模样，而不被鄙视和打击的沙尘掩埋。

　　我相信不惧者无畏，我相信努力，成功总是在不经意间一点点汇积，这世界上有很多人或事可能辜负你，但是汗水不会。我行在从医路上，不望回报。

（王建功）

扬起希望的风帆

面对人生考验的来临，即便是医生也是脆弱的。点滴的关心和理解，可以重拾生命的希望。抗癌路上，让我们一路同行。

"是王主任吗？我是一名肺癌脑转移患者，马上就到医院了，到哪里能找到您？"一个急促的声音从电话里传来。跟患者通完电话，回过神，虽然已经知道是同行推荐来就诊的患者，也知道这名患者是同行，仍然在心中泛起一丝涟漪——这么年轻，又是医生，怎么就发现得这么晚？

见到患者晓霞，30岁出头的女妇产科医

生，她对自己的病情基本熟悉，医生常年的素养让她显得比较镇静，但从眼神中仍然看到了一丝焦虑和紧张。看完晓霞的检查结果，我心里一揪，基本确定是肺癌脑转移，并且已经有头痛、头晕的症状，但是还需要做病理检查最终确诊。

　　紧急联系床位安排住院，抓紧时间进行穿刺活检，安排输液缓解症状。等待最终检查结果的时间虽然已经缩到最短，但是患者的焦虑和紧张终于还是爆发了。"主任，晓霞不配合治疗，检查也不配合，还是同行，我们已经尽量关照了，这可怎么办！"听到年轻医生的抱怨，我走到了病房门口。"检查什么时候出结果，你也不去问问……"晓霞正在向老公抱怨，一改初入医院时掩饰的镇静，整个人显得疲惫和不安，面容也有些狰狞了。我推开病房门，走到床边，伸手整理了晓霞略显凌乱的长发，保持微笑道，"有什么问题，我来回答你啊！"晓霞的面部浮现一丝不好意思的微笑，"我就是有点紧张，不知道怎么办才好"。"紧张是正常的啊……"

安抚好晓霞，我回到了办公室。

晓霞上周给患者做手术的时候出现过头痛症状，作为超负荷运转的妇产科医生，她并没有在意，半年前的单位体检也一切正常。这次发病是因为持续头痛，做了 MRI 才发现的脑转移，随后做了胸部 CT 发现了肺部原发病灶，其实我们入院后的检查已经发现肿瘤扩散到了脊柱，对于这样的晚期肺癌患者，我们能做的就是尽量找到最佳的治疗方案，延缓疾病的进展。对于一个正值盛年的医生而言，这样的打击足以击溃任何人的心理防线，这个时候我们需要和患者一起面对疾病，鼓励患者建立战胜疾病的信心。

与年轻的管床医生和主管护士沟通了病情，制订了更加细致的心理关怀方案，随后的一周，晓霞的病房都很平静。检查最终结果证实是 EGFR 突变 ❶ 的肺腺癌，目前有很

---

❶ EGFR 突变（表皮生长因子受体突变）：一种肺腺癌的类型，肿瘤发生受 EGFR 的驱动，可以给予相应的靶向药物控制病情。

好的靶向药物可以治疗这种疾病，给晓霞处方了药物，交代了服药方法，晓霞出院了。

"王主任，我服药已经4周了，明天能找您复查吗？"熟悉的声音从电话里传来，我知道是晓霞，但是情绪和心情是放松的。"好啊，你最近感觉如何啊，我先帮你开检查啊！……"再在病房见到晓霞，整个人看起来很精神，鸡油黄的上衣衬得肤色异常红润，眉宇间还透露着作为一名医生特有的英气和自信，右手牵着4岁的儿子，小家伙也满脸好奇地看着我。认真看完复查报告，所有指标都在好转，"下个月，可以考虑去上班了啊！"真心替她高兴啊。

看着晓霞母子在阳光里走下病房楼，脚步轻松但是异常坚定，祝她一切顺利！在以后的道路上我们会一起携手同行！

（王慧娟）

病房里的马拉松:
与病魔抗争的余生

2020 年 6 月,我收治了一位胃癌患者。这是一位 62 岁的老伯,刚刚从外科做完开腹探查手术转到我科。开腹探查时发现患者的肿瘤已经转移至大网膜和肠壁,所以已经没有切除肿瘤的必要,无奈与家属沟通后直接关腹,病情平稳后转入内科病房。

第一次见到这位老伯的时候,看到他清瘦的脊梁,晦暗的皮肤,凹陷的两颊,枯槁的面容,配上一双大而亮的眼睛,显得不那么相称。这位老伯既往有脑血管病,遗留右侧肢体活动不灵、言语不利及吞咽困难，既往胃溃疡、胃大部切除术后、胃及肠道息肉、多发脑血管狭窄、颈部动脉狭窄、肺气肿。加上这次确诊，他的身体更是每况愈下。一般来讲，我们治疗肿瘤前都会对患者做一次基础评估，也就是 ECOG 评分。在这个评分系统中，0～1 分的患者才会相对积极地给予全身治疗。对于已经合并转移的晚期胃癌患者来说，全身治疗将是他们最后能延缓疾病进展、延长生命的希望。然而，对于这位老伯，基础性疾病很多，体力状态也不令人很满意，所以在接诊的时候我的心里就有些担忧，老伯能不能承受接下来的治疗，他还有没有治疗机会。

当时科里正好有一个入组临床试验的机会。医学上的临床试验，并不等同于像小白鼠一样被做实验，基于伦理方面，临床试验的方案要不劣于一线治疗方案的效果。而且，入组临床试验后主要药物及检查费用几乎全部无须自己负担。这将为肿瘤患者节省一大笔开销。

老伯是不能够流利讲话的，平时只能迟缓地讲单个字。因此，大多数时候都是我说，老伯用点头和摇头的方式回应我。筛选入组期间，好几次我从老伯身旁经过，都能迎上老伯期冀的目光。我知道，他想被筛选入组。或许入组，意味着自己更值得被治疗，有更多的希望；抑或，他想为家庭节省下自己的治疗费用。幸运的是，虽然老伯合并多系统疾病，却刚好符合入组条件。

据说老伯是出了名的坏脾气。然而，在治疗期间，他却很听话。尽管如此，入组后的治疗，我们还是为老伯捏了一把汗。原因无他，老伯的基础性疾病比较多，自然会出现更多的问题。过程曲折，不过老伯都一路坚持了下来。

治疗竟然一直持续到了 2020 年 2 月。我用了"竟然"两个字，是因为这样的治疗长度已经远远超出了我们所有人的预期。即使是体力状况很好的患者，入组临床试验治疗也未必能坚持这么久。2月，老伯出现了肠梗阻。肠梗阻的痊愈需要恢复正常的肠道蠕动，而这种蠕动，则是需要人的机械运动来促进的。可是老伯因为脑血管病后遗症的原因，只能一小步一小步地缓慢地向前走。

查房时我总能看到老伯在病房里蹒跚，从左到右，从东到西，从病房的一头走到另外一头。走累了，停下来歇一歇，再继续走。我不知道在我没有看到的时刻，他要走多少个来回。他要依靠身体的运动让自己的胃肠恢复蠕动，让自己尽快好起来。我知道，他很努力。

熬过了肠梗阻，老伯出现了消化道出血。

这时候，他原本已经枯槁的身体又少了一层脂肪。虽然我们给了所有能做的治疗，但是老伯依然在一口口呕出咖啡色液体，最多的时候甚至呕出了800ml左右的液体。

查房时，我安慰老伯还有希望，又意味深长地望了老伯的老伴儿一眼。家属对患者的病情是有知情权的。我们可以不对患者告知真正的病情，但却必须让家属对病情心知肚明，这样当患者病情急转直下的时候，家属才不至于措手不及。老伯望了一眼老伴儿，两人相视的一刹那，不约而同伤心地哭了起来，因为脑血管病后遗症，老伯表情狰狞，而她的老伴儿眉头紧皱，眼眶湿红，两人面对面静视着，好似两个手足无措的孩子。这眼泪蕴藏着将近40年的相濡以沫，蕴藏着面对疾病的无奈与绝望，蕴藏着对伴侣的不舍：同行40年，终有一人将先行离开，终有一人将孤独地走向生命的尽头。那一刻，我着实觉得生命脆弱而残忍。

　　肿瘤带给患者的不仅是身体上的痛苦，精神上的折磨，还有两代甚至三代人的苦难。肿瘤的治疗费用相对昂贵，并且治疗过程持久，晚期患者的治疗会持续到临终，对于普通的老百姓来说，是一笔很大的开销。每个肿瘤患者的背后都站着一整个家庭，面对至亲的人、深爱的人，大多数家庭都会抱着希望鼓励患者积极治疗。

这也正是我愿意做肿瘤科医生的原因之一：即使许多家庭最后都要面临人财两空的风险，但绝处总能看到希望，看到人性的善良，感受到亲人的温暖与家庭的力量。

当然，国家也很给力，2021年3月1日起，许多昂贵的靶向药降价纳入医保。让更多的肿瘤患者有药可用、有希望可寻，这真的是一项利民生、利百姓的举措。

截至我写下这篇文章的日子，老伯的消化道出血已经停止，但我知道故事还没有结束。

与肿瘤的抗争是一场马拉松。

我不知道接下来的日子，老伯还会遭遇疾病怎样的打击，但是他用他的身体、精神、行为一直向我传达这样的讯息——活下去。要拼尽一切力量，坚强地活下去；动员身体每一个细胞、每一寸皮肤、每一个器官去与肿瘤细胞进行抗争，努力地活下去；为了我们求生的欲望，为了我们挚爱的人，努力再在这个美好的世界多停留一天，再看到新一轮日出，要不遗余力地，活下去。

（白赫男）

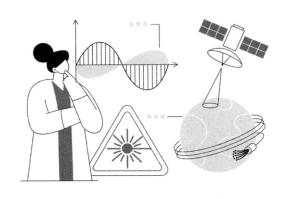

神医说

患者口中的神医，同行口中的神医，其实悄悄说，神医只是相信"不放弃"的力量。

周三早 8:00 科室例行全科病例讨论，突然接到超声科红姐打来的电话。红姐从来都是快人快语、大嗓门，上来就说："冯虹，你可真是神医啊，一个胰腺癌肝转移的患者，我现在怎么都超不到病灶了，肝和胰腺上都找不到了。你是怎么治的呀？"

我还没来得及回答，就听到她继续往下说："我们科王大夫的媳妇儿也得了胰腺癌，我让她去找你治疗吧！"

"红姐，你说的是哪个患者啊？"直到这时我才插上话，问这么一句。

"叫陈××啊。"红姐答。

我脑子里正在想这个胰腺癌肝转移的患者，怎么能用超声来复查疗效呢？顺便责问了一下我们的住院大夫，住院大夫说磁共振也开了，超声也开了。无论如何，超声看不到明确的病灶残留是个好消息，等磁共振的结果吧。

"红姐，这个患者用的是免疫联合化疗。"我试图解释。

红姐说："你们的治疗我也不懂，我让我们科王大夫直接联系你吧，你真是神医啊，从来没见过这种病有这样的疗效。"

说实话，听到同行夸神医，我心里甚是荡漾，于是也顾不得病例讨论当中开小差了，把陈××的病案调出来，仔细地从头研究一遍。

陈××，女，36岁，初诊即胰腺癌肝转移。跟我一样的年纪，却不幸地碰上了癌症之王。

一线治疗三药化学治疗进展，二线免疫联合化学治疗，目前评估完全缓解。对于癌症之王胰腺癌来说，免疫治疗进展真是一般。只有像高度微卫星不稳定（MSI-H）或肿瘤突变负荷高（TMB-H）这些算是免疫治疗优势人群的标志物。然而，这一神奇的疗效，却可能来自于 PD-L1 检测显示 CPS 80%。这不是一种常规的胰腺癌免疫优势人群的标志，在二线治疗的时候，我充分沟通争取了患方的同意，试用了免疫治疗。

其实一线治疗进展的时候，患者一般状况不大好。我们考虑到癌中之王，病情又晚、本人又年轻、进展又凶猛，我们一度向患者家属透露了一下可以考虑放弃的意思，但是家属不放弃，我们就试了试二线免疫治疗。这么一尝试，患者的症状竟然奇迹般地好转，病情达到了完全缓解，我也变成了患者口中的神医，更是一不小心在同行的超声检查中打了个低调的广告。

神医这个称号，来得让我有点惊喜，又有点惶恐。我很清楚这个神医来自哪里，是来自于患者自身对免疫治疗的敏感，更来自于家属和大夫的不放弃，以及我们根据蛛丝马迹给她选择的合适的治疗。神医的称号是患者给予的。

所谓神医，只是更相信"不放弃"的力量。"不放弃"即一切皆有可能。陈××，如此优秀的缓解深度，我期待你能达到相当长的缓解持续时间，甚至是临床治愈。

思绪还在飘扬中，微信嘀嘀嘀地发来红姐的信息："王大夫的媳妇已经去世了，上周的事。"此时，我竟不知该如何回复了……

（冯　虹）

生命需要尊重，更需要温度

　　我很想问大家一个问题："如果你最亲近的家人离开你的时候，你会如何让最亲的人善终、善别、善生呢？"

　　2013 年，我最亲爱的奶奶确诊为食管癌晚期，听到这个噩耗的时候，我毫不犹豫地选择了全力救治奶奶，而我的爸爸却选择了让奶奶在最后的时光里做些她喜欢的事情。当时我很不理解，觉得爸爸是个不孝的儿子。回家后，奶奶依然每天打理自己的菜园子，从每天饭量减少开始到最后只能吃流食，再到最后病情恶化，不停地咳嗽只能靠药物来镇咳。无意间听到肿瘤医院有个姑息科，这个科室很特殊，不限床位的使用率，不限住院天数，科室理念就是只要患者舒服就行。我的奶奶最后在这里走的，走得很安详，住院的时候她没有特别费劲地咳嗽，吃不下东西时有营养液维持，这是第一次因为家人的原因接触到安宁疗护。

作为肿瘤科的一名护士，我接触的是最勇敢的"战士"，因为我的患者们都是生命的勇士。记得病区里收治了一名维吾尔族小男孩，他的体型很特殊，胖胖的样子让我想到了我五岁的儿子。这个小男孩平时不爱说话，和妈妈在病房里安静地做着自己的事情。这个小男孩患有恶性程度非常高的脑瘤，手术只能切除了一小部分的肿瘤，目前的治疗方案就是放射治疗缩小脑部的肿瘤，小男孩很坚强，什么时候问他，他都是说："姐姐，我很好，我哪里都不难受。"由于放射治疗，小男孩食欲减退，恶心呕吐的症状表现出来了，他

的妈妈问他想吃什么？小男孩说："妈妈，
没事，我很好，你照顾我那么辛苦，多吃
点。"有次小男孩血压高，特别难受，在床
上躺着，当我过去给他测血压的时候，他
坚定地告诉我："姐姐，我不难受，我不能
让我妈妈担心我。"瞬间，我的泪水在眼里
打转转，这么懂事的孩子本应是人间的天
使，为什么疾病就早早来到他的身上？有
次科室举办活动，在有奖抢答环节，小男
孩跑过来说："姐姐，我也想给妈妈领个护
手霜。"我帮他把问卷答完，他激动地拿上
护手霜交给妈妈的时候，我看到他开心的
笑容，真的希望病痛快快远离他。小男孩
快出院的时候，我问他，你的愿望是什么，
他说："姐姐，我的眼睛现在可以看清了，
我想回学校好好学习，长大了我要努力挣
钱给我妈妈买她喜欢的头花。"小男孩出院
的那天，我把提前准备好的礼物送给他，
给他买了喜欢的蓝牙耳机和钢笔，并让他

亲手给妈妈把头花戴上的时候，他的妈妈
哭了，同样是母亲的我深知他的妈妈多么
希望孩子能健康快乐。也许这次的分别也
是最后一次相见，但是我希望在战胜疾病
的道路上，我的陪伴能给他留下美好的
回忆。

　　肿瘤患者中也有伟大的母亲。病房里经
常会碰到年轻的妈妈带着孩子一起治疗疾
病，战胜病魔。童真的孩子知道妈妈病了，
但是不知道妈妈随时可能会去另一个世界。
今年的母亲节，我和患者一起度过，当把提
前准备好的祝福贺卡和病区里孩子手绘的贺
卡送到一位年轻妈妈手中时，我感受到生命
的意义就是陪伴和尊重。我还能清晰地记得
有位阿姨在病房里度过了自己最后的生日，
生日当天我们放着生日歌，送上粉色的鲜花
和吹蜡烛许愿时，阿姨好久没有的笑容立刻
显现在脸上。生命需要尊重，生命的最后应
没有遗憾。

那一年，我还很年轻，刚踏入工作岗位不久，还没有见过太多的生离死别。是这个孩子让我第一次明白了，生命不仅有长度，还有维度。当我们必须面对生命的有限之时，可以选择不将人世间剩余的弥足珍贵的岁月用在竭尽全力的苦苦挣扎上，我们完全可以将那些仅有的时间与体力用来坦然而平静地与家人一起度过最后的时光；可以用来好好表达对彼此的体谅、关爱及告别。我们还可以来得及对我们所爱的人说一声：对不起，谢谢，我爱你，再见。

在美国医生特鲁多的墓碑上刻着这样一句话：To Cure Sometimes, To Relieve Often, To Comfort Always。这句话越过时空，久久地流传在人间，至今仍熠熠闪光。在大自然面前，人类是渺小的。同样，在面对疾病时，医务工作者有时也会无能为力。每一个生命都是有尊严的，当我们无法延长患者生命的长度时，我们完全可以选择丰富生命的维度，让生命的谢幕更加温柔，更加优雅。我想这就是我们今天所探讨的安宁疗护的真谛所在！

（刘　靓）

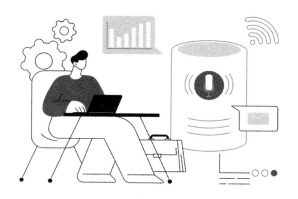

最好的告别

北京难得下这么大的雪。

我呆呆地看着窗外的雪花不断簌簌飘落，有一种被带入异域仙境的感觉。室内温暖如春，手边凉了的咖啡提醒我，书该翻页了。《最好的告别》，一本关于死亡的书，经常会让我读着读着，便思绪万千。

在医院工作近 30 年，看过太多的生死离别。那一场场告别，演绎着一幕幕悲欢离合。

十几年前的一天，当三岁的儿子问我能不能不去上夜班的时候，我无奈地笑笑：不行啊，不去会挨领导骂的。毕业10年了，面对单调繁重的临床护理工作和一周两次的夜班，我这个上了5年大学的"高材生"正徘徊在是否还要坚持当一名护士的犹豫不决中，但那天晚上发生的一件小事改变了我。

当时，科里收治了一名诊断为"急性药物性肝衰竭"的年轻妈妈，短短几天时间内，病情急转直下，已经到了弥留之际。我接班的时候，患者的父亲正守着女儿默默流泪，交班的护士偷偷告诉我，医生刚刚交代完病情。晚间，我像往常一样给患者清洁面部和口腔，看得出，这是一个漂亮的女子，也许半个月前还在父母面前撒娇、拌嘴，但现在严重的疾病让她的皮肤晦暗无光，干燥的口腔已发不出完整的音节。做完清洁工作，我又给她的脸颊抹了薄薄的面霜、嘴唇涂了细细的甘油，抬手理顺了头发，轻轻掖紧了被角。面对这样一个本应风华正茂、幼子绕膝的同龄人，我没有办法不感到心疼和爱怜。当我直起身时，发现老人正定定地看着我，

虽然什么都没说，但眼中盛满了谢谢我做了
这一切的晶莹。夜深了，老人找到我，问我
能不能现在让两个小外孙进来看妈妈。我的
第一反应是拒绝，因为此时，医院、病区大
门均已关闭，所有患者马上要熄灯就寝。但
老人一句"我怕孩子们再也见不到妈妈了"
让我决定打破一次规定。与门卫电话沟通
后，两个孩子顺利地被接进来了。从孩子们
蹑手蹑脚的动作看得出，大人一定是叮嘱过
的。透过抢救间的宽大玻璃，我看到两个不
足 5 岁的孩子拉着妈妈的手，轻轻地摇，想
喊又不敢喊，老人默默地立在一旁，就那么
立着。监护仪上的心电图曲线没有波澜地刷
过，年轻的妈妈仿佛再也反应不出激动或是
伤心。

还没到约定的 15 分钟，老人就带着两个
孩子出来了。我站起身，目送一大两小三个
身影离开，就在快出病区大门的时候，老人
牵着孩子们转过身，低语了几句，只见两个
孩子深深地弯下身去，同时向我鞠躬。我的

泪水瞬间像决堤一般夺眶而出，蓄积在心里的同情、悲伤、酸楚和同为人母的牵挂、不舍、揪心统统一涌而出……

我再上班时，得知患者次日白天就去世了，患者的父亲还留了一样东西给我。当我打开盒子，看到一把半新的桃木梳子时，仿佛又看到那位沉默而坚韧的老人。后来，我用这把梳子为无数患者梳过头发；后来，儿子再问我能不能不去上夜班时，我的回答是：不行啊，科里的患者在等着我呢。

突然想起了《小橘灯》中的那位小姑娘。面对父亲失踪、母亲重病的生活困境，她能赠予冰心一枚亲手制作的小小橘灯。冰心送出去的是几只普普通通的橘子，收获的是小姑娘的爱与信任，留下的是光亮与温暖。就像那把梳子，让我坚定了一生从事护理事业的决心。

之后不久，我调到肿瘤相关科室工作，接触到了更多的肿瘤患者，也接触到了临终关怀和死亡教育。人终有一死，尤其是肿瘤终末期的患者，这虽是生命的悲剧，但也无法逃脱。接受即将死亡不易，直面死亡更是难上加难，特别对传统的中国人来讲，死亡更是一个为绝大多数人所忌讳的话题。

曾经有一名晚期胰腺癌全身转移的老年男性患者，每天在疼痛和使用止痛药带来的不良反应中挣扎。也许是来自其他病友的口口相传，首次入院的他对我格外信任。他对自己的情况可以说一无所知，几次张口问我他的疾病和治疗情况，都被老伴岔开。但我们都知道，他已时日无多。望着他因为球结膜水肿而显得泪汪汪的双眼，我在想，他有没有想见的人还没有见到、想安排的事还没有安排、想完成的心愿还未来得及实现呢，他最后的日子就在谎言和不实际的希望中溜走，这样真的对吗？于是我决定和患者老伴好好谈谈。出乎意料地，老太太之所以这么做，只是她认为大家好像都这么做。她忽略了，他的爱人真的想知道实情，目前真的已无药可治，真的很快就没有以后了。最后，在我的鼓励和参与下，老两口拿着家里的相册开始回忆往事，拿着手机与远在新西兰的外孙视频，拿着录音笔记录彼此的叮咛与嘱托。患者对我也不再欲言又止，甚至每天查房都会挤出一丝笑容，因为他知道我希望他接受即将到来的，也是他真的在慢慢感受灵魂的安详能够消除对死亡的焦虑与恐惧这一事实。

与自己告别、与亲人告别、与朋友告别、与过往告别……所有的告别不是结束，是记忆的开始。熊顿在《滚蛋吧，肿瘤君》中与自己告别的方式是听摇滚、喝烈酒、开party，是来一次夜钓、仰望喀纳斯的星空、沐浴漠河的极光、去山顶看一次日出。每个人都有自己最好的告别。我们作为医务工作者，应该从心出发，有爱有度，帮助患者，虽踏着荆棘，不觉痛苦，有泪可挥，不觉悲凉！

（刘春梓）

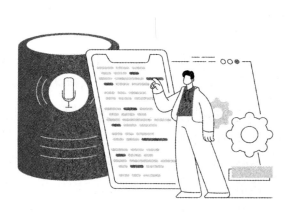

不舍生命

　　刚落地圣保罗机场，就收到一则离去的消息，虽经历着南美的夏末，心却在深切体会"今宵别梦寒"的寂苦……

　　20世纪80年代，上大学、学医、穿军装这三个梦想一次实现，我如愿进入梦寐以求的校园。

　　大三时，在学校操场看了电影《姑娘的心愿》，身为医生、又患肝癌的姑娘临终前将角膜捐献的事迹深深感动了我，流着泪看完电影，我写下第一篇关于生命的日记，并立志"将来从事肿瘤事业，攻克科学难关"——这是我的豪言壮语。

　　大四见习的第一天，就在血液科参与抢救一位因白血病脑膜转移而昏迷的 16 岁少女。正值中午休息，仅我一人跟着带教值班医生，在老师的指导下，我对心脏停搏的女孩施行胸外心脏按压，看着眼前稚嫩却惨白又变青的脸，我用尽吃奶的力气不停按压，期盼即将作为医生的我能够让年轻的生命起死回生，最终母亲抱着女儿不肯松手的撕心哭声打碎了我的妄想。事后我独自躲进值班室，对着护士为我准备好、却已冰凉的午饭不能下咽，情不自禁地泪流满面……，为一个陌生而年轻的生命，我写下了第二篇关于生命的日记。

　　毕业后，我顺利进入心目中最想加入的医院并如愿分配在实力强、设备先进的肿瘤专科，一干就是二十多个春秋，不知送走多少生命，显赫的、平凡的；青春的、暮年的；富有的、贫穷的；幸福的、不幸的……。无论是谁，留给我的都是他们对亲人的留恋，对活着的渴望，对生命的不舍……

不断感悟生命，感恩活着，以至于在一次采访节目中，我对着镜头说道"……生命就像一张薄薄的纸，一捅就破……"然后，哽咽不能继续，采访记者也擦着眼泪。事后我不好意思地对摄影师说我太脆弱了，这位大丈夫红着眼圈、坚定地对我摇着头。

彻底的唯物思想使我从不忌讳谈到"死亡"，但对生命无常的感叹，令我每次出远门前一定要和阳光帅气的儿子亲吻拥别，并且在他枕边留张写满的字条；登机起飞前一定给家人发条信息；一定按时和家乡的爸妈通过电话；亦必定找机会去看望远方的至爱亲朋……。我没有经历过生死考验，但希望我是最早"望断生死"的那个人。

让我提笔写成这篇文章的人是我的上级，也是战友和同龄人——张。在2007年夏季例行的健康查体时期，一个下午，我被紧急招到院长办公室，同时还有其他相关科室的专家。看到张的胸部CT和其他检查结果，我们每个人都怀疑结果出错了，但事实终归是事实，诊断明确：肺癌Ⅳ期，多个脏器广泛转移。同龄人的上级成了我的患者，经验预示了他生命的未来……我第一个不能接受。幸运的是，一年半的成功治疗使他得以继续在岗并完成许多建设性工作。然而，春节前，张的病情恶化且无转机，身体每况愈下，活动仅限在病房，几次看到他凝视窗外，我猜他在想什么呢？一日又一日，他与我的交流越来越力不从心，说话困难时他会紧握我的手，晃一晃，露出笑容，并努力说出已不清晰的谢谢。我知道安慰对他于事无补，21个月的生命延续对疾病本身已是很好的成绩，但我们希冀更多，因为我们对生命是如此不舍……

几天前，张永远告别了他热爱的生活、工作、亲人、朋友和这个阳光照耀的世界……

恰逢公务身处遥远他乡，在张的生命最后一程没能相送，遗憾至极……

不舍生命

几日内绕了大半个地球，吃不下、睡不着的我又在思考生命，活着意味什么？似乎没有标准答案，但肯定：不舍生命是永恒的！

谨以此文献给那些我曾经救治的、不舍生命但已离去的人们，感谢他们让我再次感恩活着！感悟生活！感受幸福！

（刘晓晴）

给你一朵小红花

生生灯火，明暗无辄。

　　求学八年，除了复杂的知识，还不得不学着"和世界告别"，对于我这个眼窝子极软的人来说，十分艰难，十分痛苦。遇到过很多患者，他们对于死亡很释然，可能因为病痛的折磨，他们觉得离开比留下好。我也会下意识地猜想，奶奶是不是也是这样想的？奶奶的离开也是猝不及防的，在一个仲夏，由于我在期末考试，家人没有告诉我，但是冥冥之中，我在自习室突然觉得心里巨堵，无比崩溃地放声大哭，那天特别难过，特别难过。我也经常在想，那个时候，她会害怕吗？

其实人类真的很厉害，可以背负各自的烦恼和心事，若无其事地工作和生活。门诊上，笑嘻嘻走进一位阿姨，"我又来啦，快帮我看看。"肿瘤患者都有自己的辛酸故事，他们还能谈笑风生，直面人间生死，看淡朝朝暮暮。在他们眼里，我们就是光啊，是他们的支撑和力量。

有一天值班，老师叮嘱我关注一名患者的心电图，监测一下免疫不良反应。我瞬间感到非常紧张，心脏的问题总是感觉十分棘手，惶惶不安又强装镇定地走进病房，映入眼帘的是一个非常温暖的笑容，"你好，你今天值班吗？"患者很有礼貌地坐起身来向我打招呼。黄老先生穿着整整齐齐，周围布置得干净整洁，整个交流过程简单又愉快，最后为了获取相关病历资料，加了联系方式，重要的是我被他坚强又从容的心态深深打动，多么好的人啊，我真真切切感受到温柔与乐观的力量，反而安抚了我不安的内心。

黄老先生偶尔会发消息问我相关医学问题，也经常鼓励我加油前行。我由衷为他祈祷，希望所有的美好都能被温柔以待。直到有一天，知道他终究还是和这个世界告别了。"哎，多好的人呐。"

不知道最后的最后，你害怕吗？

"落日疏林数点鸦，青山阙处是吾家。归来何事添幽致，小灶灯前自煮茶。"想必你已经去品自己的一壶清茶了。

生生你我，离别无辄。

我无法治愈他们，他们却经常治愈着我，给予我直面生活的勇气，像一朵永不凋零的花。我只想对得起这身白衣，对得起初心，对得起誓言。理性接受医学的局限性，生老病死不能越来越医学化，如何安抚患者的内心，才是真正的临终关怀。

（苏　璇　张俊萍）

诗酒趁年华

　　光阴不待人，转眼间从事医学工作的职业生涯已有 20 年，细数来时路上的点点滴滴，真觉岁月飞逝。起初，怀揣着简单而朴实的悬壶济世、治病救人的理想，我懵懵懂懂地走入医学殿堂，在还是医学生的时候，与患者的沟通就让我深切体会到癌症的痛苦。癌症不仅仅影响患者的身体健康，还深深地影响着他们的生活品质和心理状况。或许我该做些什么去改变吧！此后，我有幸遇到了恩师周彩存教授，就这样，我走上了攻克肺癌的职业道路。

一路走来，虽说是为治病救人尽了点绵薄之力，但患者真诚的信任也给予我许多力量。记得 3 年前的一位患者，是一位年轻貌美的白领女子，发现症状时已有肝、骨远处转移，且病理穿刺结果为低分化腺癌，遗憾的是没有检测到基因突变。面对这个年龄段的患者，能够深刻感受到其强烈的求生欲。如何能够尽可能延缓她的生命？在向患者及家属详细介绍了病情和治疗方案后，患者很快从"为什么是我"的情绪中走了出来，愿意积极配合一切治疗方案。正值免疫临床研究开展时期，家属也没有选择放弃，非常坚定地告诉我，他们信任我，愿意尝试一切可能的治疗方案，哪怕搏一搏，失败了也绝不后悔。患者的信任给了我很大的力量，真真切切地体会到医生应该尽力尝试各种方案，挽救于万一。在反复沟通和斟酌之后，我们选择了参加临床研究。此后，患者自觉症状明显改善，生活质量迅速提高。治疗结果是可喜的，在治疗一年半后，肿瘤控制稳定，病情也没有进一步进展。这位患者给我留下的深刻印象不仅仅是她的信任，更是与癌共舞的决心。医者的治疗过程，有时候并不仅仅是单向的帮助，更是双向的奔赴。在医患的共同努力之下，她顺利地回归生活，回归工作，我们也对晚期肿瘤这一医学难题有了更大的勇气。

　　患者的信任和认可坚定了我的医学梦想，而许多患者积极阳光的生活态度给予我的又何尝不是另一种治愈。有位患病多年的老人，他曾经是英姿飒爽的足球运动员，每次走进门诊，总是声音洪亮地说："苏医生，我又来了！"在他身上我似乎看不到生活的阴霾、疾病的痛苦，他充满豪情的笑声总是萦绕在我的诊室，我们在交流复查吃药期间是否有不适之处，交流病情和 CT 复查结果时，他则时常与我分享他的比赛和他的游历。

　　我羡慕他的洒脱率性，欣赏他对于生命的热爱乐观。在临床诊疗的许多时刻，面对不安的、犹豫的、唉声叹气的患者，我愿意义无反顾地冲出来，给予安慰和帮助，医生的使命在此。然而，他总说"挺好的呀，我还活着呢，很开心啊"。目睹他的眉眼笑意，也给我的生活注入了一剂强心针。生命也许有长度，而我们仍可以不断延伸其广度，增添鲜活的光彩。我们的关系既是医生和患者，亦是朋友。

在医学领域里，我深觉个人的渺小，对于疾病我们常常不自觉地敬畏，唯有心怀敬畏才能仔细认真地对待每名患者，敏锐把握不断变化的病情，调整不同的治疗方案。敬畏生命也是尊重每一位患者。我们也将永葆冲锋陷阵的勇气，绝不向病魔低头，在门诊和病房之外，不满足于现有的医疗手段，尝试探索肿瘤的发生发展机制，寻求可能的治疗靶点，筛选不同方案的敏感人群，研发新药开展临床研究，更加高效有序地向癌症发起冲锋的号角。作为医生，我们也应当有诗和远方，永远记得来时的梦想。

苏轼有云"且将新火试新茶。诗酒趁年

华"。肺癌领域的诊疗正在蓬勃发展，靶向治疗新药不断，免疫治疗受益人群也在扩大，越来越多的方案可以帮助到患者，一切都是最好的安排。如若能在肺癌诊疗领域留下一点痕迹，亦是我幸。愿医患互信，携手当下，共同努力，尽我们所能提高生命质量，延长生存时间，早日攻克癌症。

（苏春霞）

一张用生命给出的考卷

　　"胸心港湾"是一个温暖的大家庭，这个港湾里有医生、护士，有患者、家属，有来自各行各业的志愿者，有默默服务于港湾的职工等。他们在这里工作、生活，这里有属于港湾人自己的故事和感悟。品牌创建十年来，港湾人始终坚守着不变的初心，他们收获了患者的信任，更收获了自身的改变和成长。让我们静下心来看看他们的故事吧。

　　前几天，在微信朋友圈里看到一篇文章，题目是《九旬清华名教授夫人断食结束生命》，感悟太多，令人无眠。文章讲的是陈司寇老师，北京 101 中学教师，著名教授赵宝煦的夫人，如何面对老年和死亡。这是 95 岁高龄的陈老师的最后一课——如何面对生死。对于死亡，她超脱、淡然，她曾说"人的生命分为数量和质量。我不在乎数量，更看重质量。只要每天的生活都有质量，什么时候'走'就顺其自然。要争取在人生的最后阶段'走得快一点'，既减少自己的痛苦，也尽量避免给身边人造成负担。"我认为，要想"走得快一点"，首先要做好"走"的思想准备，该走的时候干干脆脆、无牵无挂、了无遗憾。在生命的最后日子里，因为肾癌的加重，她的生活不能自理，陈老师果断地以断食的方式结束了自己的生命。终于下课了，她的最后一课不仅向我们倾尽心血，还以生命做了见证。

读着读着，渐渐地有一个身影浮现在我眼前。他是一位瘦小的老者，曾经是我的患者，我几乎忘记了他的名字，但我永远也不会忘记有这样一个人，虽然面目已变得模糊，但他早已化为一个浓缩的身影留在了我的心里。

几年了？有 10 年了吗？我也忘却了具体的时间。当时，我从科里另外一位医生那接手的这名患者，那时候他已经住过几次院了。当我翻看他的病历，看到"小细胞癌"几个字的时候，多年的行医经验告诉我，他的生命不会太长。他的容貌并不出众，身高也只有 160cm 左右，但他对疾病的从容淡然却是我碰到的众多患者里的唯一一个，那时他已年逾古稀。起初，治疗效果还可以，化学治疗后肿瘤在缩小，即便在这样的情况下，每次入院他都会跟我说："该走了吗？"我知道他意指什么，也知道不久的将来会发生什么，但我还总会宽慰他说："您的治疗效果很好啊！肿瘤都缩小了。"他总是一笑置之。

随着住院次数的增多，我对他有了更多的了解。他是一名气象学家，在气象台工作，我曾问过他地球以后会不会真的因为厄尔尼诺现象而出现灾难片里的情况？他说他研究了近百年的气象，地球的温度只是在波动，并没有真正的升高。平时他总喜欢翻看着手里的书。他总念叨，该进展了吧，进展了就得放射治疗吧，放射治疗了就会得放射性肺炎吧，得了放射性肺炎就该走了吧……？虽然我每次都告诉他不会那样的，会有应对的办法，但是我心里也惴惴不安，终于病情如他所说的那样进展了。

最后一次他来住院，病情已经很危急，肺功能的极度减退导致他严重缺氧，我向家属交代希望他能去 ICU 治疗，没有呼吸机的辅助，他很难熬过这两天，但他断然拒绝了。我只好给他用上了面罩吸氧，可依然无法维持氧合，他因为缺氧而变得非常烦躁，一把拽下面罩，打算放弃治疗。无论我和他女儿如何劝说，他都左推右挡不为所动。

我站在病房的监护仪前，听着监护仪"嘀嘀"的报警声，心中是那么不甘，我尚抱有一丝希望，希望通过强力的抗炎和呼吸支持挽回他的生命，而他就这样放弃了，我感觉心中有一块巨石压得我无法呼吸，我抑制不住地想哭，面对一心向死的人，我是多么的无力。我戴上口罩，想掩饰自己的狼狈，但眼泪还是不可抑制地流了下来。我转过头说："您能不能再给我一个机会！"他突然安静了，和他的女儿都惊讶地看着我，也许，他们从没有看到过一个医生会因为患者而流泪。

他放弃了挣扎，配合地戴上了面罩。我给他用上了最强的抗生素，给予了最佳的支持治疗，但我没看到监测指标有好转的迹象，我的心沉到了谷底。他戴着面罩，呼吸急促，虽然缺氧折磨着他，但他依然头脑清醒。那天我很晚下班，最后去病房看他，他依然还是那个样子，我看着他，没有再说什么，而他向我挥了挥手，隔着面罩，我似乎看见他在冲我微笑。我知道明天我不会再看到他，此刻就是我与他的最后告别，而他也同样知道自己的情况。我转身走出病房，我当了逃兵，我知道我的执着只能给他带去更多的痛苦。

我是那么的心有不甘，从始至终，他似乎就是预言家，像预告天气一样预测自己的病情，我相信他肯定是一个严谨的科学家，他的预测来自于他渊博的学识。事实上，他就像对待自己的专业一样，把自己的病情演变过程说得那样准确。他用自己的生命给我出了一张考卷，而我就像一个不争气的学生，面对他的考卷，没有答好每一道题，即使到了最后，我依然答得一塌糊涂，可他并没有责怪我这个不肖的考生，处处配合着我。他是一个极具耐心的老师，他似乎置身事外，只是静静地看着，让我去尝试，去求索……。第二天早上，我来到病房，里面已经空无一人。

后来他女儿说他走得很平静，自始至终都很清醒，也没有再拿掉吸氧面罩。就是因为我的一个恳求啊，他坚持到了最后……

日子一天天过去了，病房里也天天迎来送往，而我从那以后悄然地发生了一些改变，我不再为生命的最后时刻强求什么，我只是希望他们走得平静、走得安详。

去年，去了一趟少林寺，"禅宗大典"的表演震撼了我。里面吟唱的菩提偈常常回荡在耳边：菩提本无树，明镜亦非台，本来无一物，何处惹尘埃。我似乎看到一位老者手捧一本书，安详地坐在那里，遥遥地看着我……

谨以此文献给那些用生命给我教诲的逝者！

（李　杰）

关键时刻，你最好相信我

今天来了一名急诊患者，从病情上看很急，然而，起病却是在 5 天以前。

5 天前，这位老兄被鸡骨头卡了一下，然后就觉得有点胸痛，但吃饭喝水并不受影响，自己也就没当回事。

2 天之后他的胸痛越来越严重，并且开始伴有午后低热，于是跑到周围的小医院去看病，但不知道为什么他刻意隐瞒了吃鸡的病史，只是说自己吃早餐的时候噎了一下，然后觉得胸部不舒服。接诊的医生了解到只是噎了一下，后续吃饭喝水又没有问题，就只给他做了心电图，发现没问题就让他回家了。

到了第 5 天，情况越来越严重，他自己也意识到这个病不简单，于是跑来我们医院就诊。我给他做了一个 CT，发现食管已经穿孔，而且并发了严重的纵隔感染。我问他："你真的只是吃早餐噎了一下吗？这几天没有吃过什么其他的东西，比如鸡、鱼之类带细长骨头的东西？或者有没有过严重的呕吐？"

他眼光顿时有点闪烁不定，过了一会儿，像坦白似地低声答道："在这之前我吃过一次鸡，被卡了一下。"

我没再问什么，转身告诉陪他来看病的人抓紧时间做准备：准备住院、准备手术、准备钱……

手术是第二天傍晚进行的，之所以拖延了时间，是因为患者家属死活都不肯相信被鸡骨头卡了一下会有这么严重的后果，言外之意，他们怀疑医生是在夸大其词。

医生们当然没有夸大其词，只是想救他的命。等到感染症状发展到患者家属都要求手术的时候，医生们几乎一刻都没有耽搁地把患者推进了手术室，只是手术的风险比一天前又增加了许多。

所有的人都捏了一把汗：没人知道这手术能不能按计划完成，甚至患者能不能下得了手术台。

果然，手术开始不到 30 分钟，患者的生命体征就发生了剧烈的变化：血压骤降，心率一度飙升到 180 次 / 分。好在大家的反应都非常快，没过几分钟，麻醉科的几位大佬悉数到场，忙了一天的护士长也站在一旁助阵，紧张的气氛随即安定下来。

过了一会儿，我见患者情况稳定了一些，便问麻醉科的主任："还能给我一点时间再试一次吗？ 10 分钟就行。"麻醉科主任笑着答道："那就给你 20 分钟，慢慢做。"

于是，这个手术就这样有惊无险地做完了，患者平安返回了 ICU，所有医务人员至此才终于松了一口气。虽然还不知道这个患者最终的转归如何，但是这一次手术确实给了他活下去的机会。

恰好那天是医师节，为了给我这帮神一样的队友点赞，我还专门献丑写了一首诗发到了朋友圈：

医师节纪事

好雨净浮尘，红紫又一春；

白衣遮素影，骄花出杏林。

方台托生死，巧手转乾坤；

事了拂衣去，长笑入朝云！

朋友圈发出去，自然有许多友人点赞，也有好多人回复我说："你们真神，这么困难的手术都能完成，技术果然了得。"

我答道："其实这个病例最困难的地方不是手术，而是医护们能够下定决心完成这个手术。"

见朋友不解，我继续解释："如果这个患者真的在手术台上死了，你觉得医护人员可能会承担什么？"

朋友：还能有什么呢？病到这个份儿上，什么样的结果都应该接受。

我：是的，多数人还是会理解的，可是有人不会理解——可能也不想去理解。他们会觉得医生没有尽力，或者医疗上存在差错，甚至会为了一点点利益反复找医院纠缠。这样的人尽管不多，但足够让那些真心帮他的人心力憔悴。

朋友：那又怎么样？我觉得他们的纠缠不会有任何结果。

我：最严重的后果并不是他们的这一次纠缠会得到什么，而是下一次——当下一次这些医生再面对这样的患者的时候，他们还会不会竭尽全力救人？我之所以觉得我的战友们非常棒，并不只是因为他们的业务能力强，更是因为他们能够在这样的医疗环境下依然坚守本心，尤其是面对患者家属并非很理解的时候，依然能够不顾一切地出手相救。

朋友：其实这种不信任也不能全都怪患者，现在有些医院、有些医生确实不咋地，不好好看病，只想着挣钱……

我：是的，目前医患矛盾确实突出，但是请你相信，造成这种现状的原因并不是医生群体的职业素质问题，更多是缘于管理体系本身。对于我们普通人来说，制度的问题咱们改变不了，怀疑和争吵也都可以理解，但在关键的时候你最好还是相信我们，因为只有这样，你才可能多出一线生机！

（李　捷）

四个白大褂

他的手指突然颤抖，渴求按下鼠标那刻能成功入围理想高校肿瘤研究生初试，超越学业，掌声此刻对于全家有着非凡的意义！

这个为了大众健康而奋斗近 40 载的医学之家自己还在与病魔顽强抗争着……

医学教授们可以帮助他人回避病情，但自己只有坦然面对，在经历放化疗的艰辛之路上，他们从未耽搁单位工作，从未忽视患者的诉求，不是放不下那份薪水，而是一种职业使命感让他们不能轻易放弃，不是舍不得那个岗位，而是一种医生责任感让他们不能轻易放下，不是故作坦然，而是为人父母、为人子女的责任让他们需要乐观，在时间和压力的坐标系中，随着 X 的右移和 Y 的上升，曲线会向右上攀升，如果曲线的名称暂且称作"疲惫"的话，那是一种休息难以克服的"疲惫"，他陪着他度过最艰辛的治疗岁月，只有他理解他（她）们的"疲惫"。

此时此刻！他多么希望用让人自豪的成绩向哺育他成长的白衣天使爸爸妈妈汇报，让他们在前行"疲惫"之时，舒缓一下紧张的心理，绽放一次久违的笑容。

成功了！总分 400，英语 75，那一刻他不禁双膝跪地，"妈妈，我尽力了……"。

孩子，你尽力了，你在中断学业陪伴爸爸治疗的路上依旧勇敢地选择了中国一流高校的最热门专业！

孩子，你成功了，干燥天气下你久坐而生的湿疹，害怕午休"恋床"只睡躺椅，预防犯困而不吃晚餐……，你应该成功！

孩子，你知道为什么成功吗？只因为你

做到"要事第一"和"虚心进取"吗？

不止这些！事实上，几十年来，他们的敬业勤奋和高尚医德潜移默化地塑造了你！

30年前，他就独立完成当地第一例断肢再植，他还是让大家心中敬佩的管理者；30年来，她从来心系患者，今天她还会为患者流下"共情的眼泪"，她是德艺双馨的医生。医疗职业的辛苦是公认的！连医生自己也会抱怨职业的压力，但恰是不懈努力，不懈奋斗不仅成就了自己，也塑造影响了下一代。

生命的价值在于传递，比DNA遗传更重要的是精神传递。

回首艰辛岁月，你们已经实现了一种精神的传递和升华！

不畏艰辛，乐观向上！

您们的优秀品质和孩子的优异素质将助力医疗之家迈向医学世家。

这个故事应该被记录，应该被传递，因为你们不仅塑造了自己，也感动和激励着我们！

　　三个医缘之人展现的这种精神，更是我们中国当代肿瘤医生"健康所系，性命相托"职业道德的浓缩和写照！

（李全福　张泽玮）

以心为灯，做守护生命的天使

    没有人愿意和医生打交道，更没有人愿意和肿瘤科的医生打交道，而我恰恰就是肿瘤医院肿瘤科的一名医生。作为一名已经工作了40多年的医生，见到了无数个患者和家属，有带着希望来、带着期待走的，也有带着希望来、带着绝望走的。作为医生，我最不愿看到的就是家属带着绝望痛苦离开，每逢这个时候我就特别挫败、特别自责。虽然我知道不是所有的病痛都能治好，特别是癌症，很多时候真的是束手无策，但是在感情上，我一次次地希望我的患者能被治愈、能延长生命、能健康、能幸福。

与所有医护工作者一样，忙碌、疲惫、焦虑是工作的常态，没有固定的节假日，没有属于自己的时间，但我从未想过要放弃。常说"医者仁心"，但在与患者的交流和治疗中，我感受更多的是来自他们的爱和鼓励。很多次，患者已经出院了甚至病故了，家属还会来医院向我表示感谢，那份淳朴和真挚常常让我潸然泪下，也更让我感到了医者的责任。

记得我刚参加工作不久，收诊了一位患者，是一位中年女性高级知识分子。她有着幸福的家庭，稳定的工作，气质高雅，说话特别有涵养。她得的是小细胞肺癌，来医院时已是骨瘦如柴。我一边用药治疗，一边与她聊天舒缓。她给我讲她的孩子，说孩子特别优秀，刚工作还没有成家，她最大的愿望是能够参加孩子的婚礼见证儿子的幸福。她和我说话时充满了期待，我安慰她要充满信心，一定会好起来的。没想到2天之后的下午，她的病情急剧恶化，由于肺癌肿瘤压迫她已无法正常呼吸。用药、输氧……，所有能用的方案都用上了，但是……她大口大口地吸着气，眼泪顺着眼角流了下来，双手一直握着儿子的手，满眼是不舍和牵挂。儿子在他母亲离世后，崩溃得号啕大哭，声嘶力竭却喊不出一个字。我无法直视这样的场面，当时的我不知道怎样才能帮助一个失去母亲的孩子，我只能拍了拍他的肩膀，哽咽地安慰他说，要勇敢，你妈妈更希望看到你坚强的样子。后来，她的儿子给我写来了感谢信！这么多年过去了，那个妈妈的眼神，那个孩子的痛不欲生，还有那封感谢信，永远地定格在了我的记忆深处。从那一刻起，我就暗下决心，一定要好好钻研业务，努力挽救更多的生命，让更多的家庭幸福。

一路走来，经历得越多，愈发觉得生命的可贵。3年前，一位年仅17岁的小姑娘因为腹膜后的肉瘤入住肿瘤科。肉瘤，是一种恶性程度极高的肿瘤，可它偏偏降临在一个花季少女身上。看着憔悴的父母，看着他们在女儿面前强颜欢笑，我心里很不是滋味。小姑娘满肚子都被肿块占据着，来院时隆起的腹部连翻身都会受影响。来之前，一家人已经辗转北京治疗一年有余，放射治疗和化学治疗也未能控制住疾病的进展。父母都是农民，一年多下来，不仅花光了家里所有的积蓄，连地都出让了。我一次次地确定治疗方案，化学治疗两个疗程之后，依然不理想，腹部已经严重膨隆，腹腔积液引流全是血性积液，情况很是严重。那天我们给女孩父母交代病情，有可能就是人财两空。朴实的妈妈再也控制不住地哭了："医生，您就救救孩子吧，我们不怕花钱，就是砸锅卖铁我们也要给孩子治病。"我是天使吗？我是救世主吗？在平常，我不是。可是那一刻，她们把所有的希望幸福寄托在了我的身上，在她们的眼中，我就是天使，我就是救世主。我必须使出浑身解数来救这个孩子，因为我也是母亲，我也有孩子。

欣慰的是，小姑娘在更换方案后病情奇迹般地有了好转，肿块缩小，隆起的腹部慢慢平坦，病房里父母露出了久违的笑容，我也深深地松了一口气，那一瞬间好像我的肩膀上多了两个小天使。

我喜欢特鲁多医生所说的一句话，"有时是治愈，常常是帮助，总是去安慰"，在患者和家属眼里，我们医生何尝不是藏着天使的翅膀？我们要张开爱的翅膀呵护每一位患者，成为春天的滴滴细雨，夏天的缕缕清风，秋天的一片落叶，冬天的一片雪花，为他（她）们带来健康、希望、幸福、安宁。

那天看完《中国医生》出来，电影中的那些画面、那些场景在我的脑中久久挥之不去，我似乎看到了自己，也看到了同事。和平时期，我们就是医生；非常时期，我们就是战士。我和我的同事们日复一日、年复一年重复着相同的工作，没有惊天动地的故事，没有可歌可泣的传说，但在我们的工作中有血有爱有温暖，我们是在生命的最前线与死神搏斗，我们是在用心、用智慧佑护着生命，我们看似平凡却很伟大，我发自心底地热爱我的工作。我要以心为灯，永远做守护生命的天使。

（李晓凤　李汶阳）

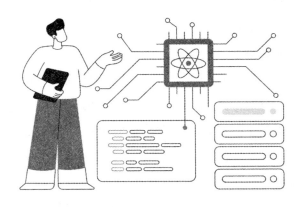

医学人文路，有你也有我

　　医学不仅是科学，更是人学，"帮助患者"才是医学的本质。护理是充满人性的专业，不是仅完成打针、吃药等技术工作，也不是修理生命的流水线，而是富含人情味的职业。我们的鼻祖南丁格尔说过："护理是一项高贵的职业，但需要靠我们护士使她变得高尚。"如果我们能够认识患者的痛苦，为其提供安慰及精准的照护，这样的治疗经过才是尊重疾病的，才是就医者所寻求的、所渴望的医疗实践。

　　肿瘤病房的故事并不都是悲伤的结局，

也有童话般的温暖亲情及和谐的护患关系。这里的他们大多数都不是第一天做患者，很多都是因需要定期复查而来到我们病区的，都经历过化学治疗带来的痛苦。当然我也不是第一天做护士，我们之间非常熟悉，他们喜欢直接称呼我的名字，而我也喜欢称呼他们叔叔、阿姨……，只要有时间我很愿意和他们在一起聊他们的故事，因为只有靠近他们，才能做到有效的临床照护。

我记得有这样一位阿姨，平时非常乐观坚强，从不惧化学治疗带来的痛苦，但却因拒绝治疗与儿子发生了争吵。不管儿子怎么劝说，就是要出院回家。两个人争吵得很激烈，正好我路过病房，听见了，心想阿姨应该有难言之隐吧。我把阿姨的儿子叫了出来，然后和阿姨说："您是哪里难受了吗，怎么不开心了？"阿姨叹了一口气说："我这个病可能治愈吗？我们是单亲家庭，我治病的钱全是靠我儿子，现在我儿子为了给我治疗，下班后他在做代驾，每天忙到凌晨三四点，我心疼啊！我不能把我儿子拖垮。所以我就想放弃治疗，这样可以帮儿子减轻经济负担。"我耐心听完后，跟阿姨说道："我理解您，父母为孩子考虑得会更多，真羡慕您有这么孝顺的儿子，但是您的治疗效果很好，您现在的身体状态可以证明现在医疗水平多高，坚持治疗生命线是可以延长的。至于费用问题我们尽量最少开支，减少费用，帮您完成最后两个疗程，咱们不能前功尽弃，您的病也没有像你想的那么糟糕。"最后阿姨听取了意见，继续治疗。我经常去病房陪她聊天，问她感觉如何，通过倾听去感悟她正经历着什么，及时把出现的化学治疗不良反应准确地反馈给医生。每个操作我都会尽可能轻柔，尽量让她不感到疼痛，她也完全信任我，平时总会握着我的手和我说谢谢。现在阿姨完成了全部疗程，处于定期复查中。我被这对母子感动了，虽然她们有争吵，但这份母子情是暖心的，绵长的，也让我们见证了贫困患者的痛苦，如此近距离的接触，让我理解了疾病带来的困境。

　　与患者之间的故事还有很多，例如总是闷闷不乐的王大爷，我在巡视病房时主动和他聊天，听他讲述他的经历。慢慢地我知道他是因为辗转求医，又害怕化学治疗药物不良反应而闷闷不乐。我能为他做的除了疾病健康宣教外，更多的是去聆听他生活中的故事，帮助他分散注意力，消除负面情绪。通过几天的交流，我们之间的关系更像朋友，出院时他还笑着和我说："下次见面咱们继续聊。"当我怀着尊重、好奇的态度面对患者的时候，我在患者的眼神中读懂了什么是信任、理解，我发现这种方式拉近了我与患者之间的距离，收获了更多的感动。只有了解患者的真实需求、愿望和痛苦，最终才能实现有效照护的目标。

　　一直以来，我们都在努力营造有温度的肿瘤内科，这需要人文关怀的灌溉，就是始于患者需求，终于患者满意。工作至今，我遇到过很多难以忘怀的患者，也曾陪伴他们安心治疗，鼓励他们敞开心扉，积极畅谈；也曾倾听他们的故事，为他们带去乐观、温暖、信心和希望。这样医学才变得豁然开朗了起来，虽然知道"路漫漫其修远兮"，我们需要改进和坚持的有很多很多，但我坚信那句话"凡大医者，皆始于大爱，成于精湛"。

我们和患者都必须花时间了解对方，护患关系不应该被缺少时间、缺少尊重和缺少关心而损害，对抗疾病，我们需长期坚守。面对疾病的来临，患者和家属的情绪难免被阴郁笼罩，都会缺乏耐心，更可能因为忧伤或疲惫而出现不理智行为。听患者和家属倾吐内心苦水，治疗患者及家属的"心病"并给予力所能及的帮助，他们会感激我们所做的一切。这种照护没有耗尽我们的精力，反而充实了我们，使我们认识到自己的责任，因为我们"经历"了痛苦才能帮助患者承受他们的痛苦。这种责任来自彼此倾听和被他人倾听时所怀的感激。

人生漫漫，时光清浅，因此我开始关注

时间性，在意时间流逝，带着紧迫感和耐心为患者服务。武装自己，为自己和患者留出思考的空间。意义、恩典、勇气、喜悦就是我们照护的回报。

（李晓玲　张明晖）

医者，救身救心也

　　行医者，当以治病救人为使命，救的不仅仅是患者的身，还有患者的心。我科接诊的患者都患有癌症，几乎所有患者来看病的时候都是一脸愁容，他们的家人也是如此，病痛早已经成了折磨自己，也折磨别人的一个心结，整天郁郁寡欢。行医者与忧郁的他们结识，将他们从水深火热之中解救出来，最终看着他们带着笑脸回去，这就算是完成了一次使命。医者与患者的故事会不断续写，他们是站在没有硝烟的战场之中，与病魔博弈！

2015年5月初，我科来了一名病患，患者为男性，81岁高龄，间断咳嗽咳痰近2年，伴胸痛2个月，5个月前患者曾因咳嗽在呼吸科住院，CT显示左肺上叶有肿块，考虑为左肺癌，患者和家属拒绝进一步的检查和治疗，谈到为什么不治疗时患者脸色沉沉，痛苦中透露着无奈，一位81岁的高龄老人，被疾病折磨，却又无能为力，这让接诊的张俊萍主任医师心里五味杂陈。彼时，患者已经出现了胸闷气短症状，考虑为癌性胸腔积液，在患者住院行胸腔穿刺引流胸闷症状缓解后，家属又提出不治疗而回家休养，张主任与患者家属进行了充分沟通，发现患者和家属不了解肿瘤疾病，不知道拒绝抗肿瘤治疗将导致患者生命受到严重威胁。于是，张主任详细讲解了目前肺癌精准诊治的方案，针对患者及家属提出的各种问题一一作答，打消了患者和家属心中的顾虑，最终患者和家属同意做了基因检测，幸运地找到了*EGFR19*缺失突变，予以口服一代TKI抗肿瘤治疗。

此后，该患者门诊规律复查，病情稳定，患者从前的满脸愁容解脱了，他吃得下睡得着，家属说他们的生活恢复到他父亲80岁前的样子了。

2019年3月，患者复查结果提示骨转移，经血液NGS检测发现 *EGFRT790M* 突变，给予患者改为每日口服一粒三代靶向药，同时输注伊班膦酸钠进行抗骨转移治疗。病情又趋向于稳定，这次骨转移并没有打击患者抗肿瘤的信心，在医生的鼓励下，患者说他要坚持与肿瘤对抗到底。

疫情肆虐的2020年，患者鲜少到医院。2021年6月，患者因严重的皮肤疱疹、寝食难安、意识模糊再次入院，医生们看着87岁的高龄患者，如此大的创面，触目惊心，张俊萍主任考虑为肺癌晚期多发骨转移导致免疫力低下，疱疹病毒感染，合并电解质紊乱，脑转移不除外。提请皮肤科、神经内科参与MDT多学科会诊，医护细心呵护、积极治疗，医患共同与病魔做斗争。这次家属没有一个人说要放弃，儿女一直服侍左右。医生们一边给患者做着心理建设，一边不断地讨论研究怎么做才能更有利于患者的病情恢复。病魔无情，但医护却是爱心满满，经过大家的齐心协力及以患者的坚持，最终患者病情好转出院。出院那天，患者和家属特意来感谢科里的医护们，患者说他在这样的一个环境里治病，是他人生之大幸，谈笑之间满满的都是关心和温情，大家就像是家人一样。

患者后续神经痛本该是去疼痛科进行治疗的，但是他强烈要求住在我科，我想这就是医患之间的那份人情味吧，"人"是我们的专家们有着人文关怀精神，"情"是医患之间的真情，你解救我于水深火热之中，我自然全心全意地托付于你，"味"那当然是以温情为主调的人间至味。

这名患者的病情复杂，患者和家属从一开始的抵触治疗到现在的完全配合治疗，我想这期间患者和家属是经过了强烈的内心挣扎及多方面的煎熬。最终他们听取了张主任的建议，积极接受抗肿瘤治疗，我想，改变这一切的应该是张俊萍主任对家属精神上的安抚和引导，当然最重要的还是精湛的医术挽救了患者的身体，更拯救了一颗无时无刻不在水深火热中煎熬着的心。患者和医生之间不是冰冷的医患关系，治病救人是医生的天职，医生救的不仅仅是患者的身，还有患者的心。

作为一名医生，在我们穿上白大褂之际，身上的责任就任重道远，我们是战场上的战士，是病患心灵的卫士，面对病魔，我们手持冰冷的医疗药械；面对患者，我们永远都带着温暖与感情。

（李瑜文　张俊萍）

闪亮的小星星

"忙忙碌碌的生活，我们像个陀螺，拥挤的公交车总有梦想盛开着……"曾经有一首歌词中这样写道。每天虽过着千篇一律的忙碌生活，却在为自己的梦想努力奔跑着，今天又是忙碌而平凡的一天，却又是不平常的一天。

像往常一样，我正在和一名家属谈话，告知患者的病情，一个羞涩又可爱的小脑袋突然出现在我面前，用稚嫩的声音说："阿姨好"，然后很快躲在了妈妈的背后，在和前一名家属结束谈话后，我才有时间仔细地看这个突然冒出来的小不点，瘦瘦的，白皙的小脸，一双不大不小丹凤眼透着他的机灵和顽皮，孩子妈妈拉着他的小手说："你是杨医生吗？我给孩子办理住院，我们做第2周期化学治疗。"听到妈妈这样说，我才知道原来这个小不点将成为我的小患者，也是我们肿瘤内科开科以来收治的年龄最小的患者。

这个小不点的名字叫森森，只有4岁，2015年10月因为出现间断腹痛B超发现肝脏巨大占位，后就诊于北京确诊为肝母细胞瘤，化学治疗6个周期后肝脏肿块缩小2/3，2016年8月再次出现了腹部胀痛症状，再次前往北京复查，发现肝转移，建议继续行长春新碱＋顺铂＋氟尿嘧啶全身化学治疗，而这次入住我们科是为了行第2周期化学治疗而来。一个周期化学治疗后患者腹部疼痛症状就明显地缓解，吃饭也比之前增加了好多，精神也好起来了。

可能因为自己已为人母，每次查房看到小不点森森时总有一种心疼的感觉，而查房在他这里停留的时间也最长，总喜欢和这个小不点做点小游戏逗他开心一下，而这个小不点在每次抽血前也总会很自信地和我们的美小护说："阿姨，我不哭，我是男子汉，你轻点啊。"但是每次总能在整个病房听到一声尖锐的哭声，抽血结束后哭声立刻戛然而止，然后他还不忘再和美小护补一句："谢谢阿姨。"

当然，4岁的小男孩总是调皮的，他每次都会悄悄地站在医生办公室的门口，露出半个小脑袋，小声地叫着："杨阿姨，杨阿姨，你看"，然后又扭头跑走，而每次看到他这样我都会和他玩儿一会，久而久之，3个化学治疗周期结束后我的办公桌上放满了小不点送给我的小玩具——奥特曼、卡车、小汽车、跑车……就像一个玩具收购店，我也会给小不点买一些他喜欢的儿童故事书，在我值班时候给他讲故事，他特别喜欢唱《一闪一闪亮晶晶》这首儿歌，每次和他玩的时候总能听到小嘴里咕噜着唱着，孩子妈妈总是说："每次告诉他不要去打扰杨阿姨工作，他总是振振有词地说，'我没有打扰杨阿姨，我是给她送喜欢的玩具，她可喜欢我的玩具了'。"稚嫩的话语透露着孩子纯洁可爱的心，每每看到这个小不点活泼可爱、调皮的样子，我就希望时间可以停止，孩子永远都这么开心快乐，可以和其他小朋友一样享受童年的乐趣。

就这样我和这个小不点从 2016 年 8 月认识，到 11 月开心幸福地度过了 3 个多月，孩子 2 个周期化学治疗后疗效评价为部分缓解，4 个周期后为维持部分缓解，但是在第 5 个周期治疗结束后甲胎蛋白值开始持续升高，孩子再次出现腹部胀痛症状，同时伴随着的还有恶心、呕吐症状，不能平卧，CT 显示肝脏肿块巨大，肿瘤快速进展，孩子一天天消瘦，精神越来越差，办公室门口再也没有小不点悄悄露出的半个小脑袋。每次查房看着孩子，他总是让妈妈抱着趴在肩膀上，和孩子妈妈谈话沟通后给小不点开始口服阿帕替尼控制肿瘤，同时口服吗啡片控制疼痛，就这样治疗1周后孩子症状较前缓解一些，可以少吃一点流食，精神也好一些，恰好小不点过生日，我精心为孩子准备了一个小汽车的生日蛋糕，因为小不点最喜欢各种各样的汽车玩具，我们一起为孩子唱生日歌。又是一个夜班，妈妈抱着孩子走到我办公桌前说："孩子生日那天是这20多天来吃饭最多的一天，特别开心，小淼淼说要给你好好唱一首儿歌，还说等你生日时候也要给你买个大大的生日蛋糕。""一闪一闪亮晶晶，满天都是小星星……"稚嫩的声音再次响起，我听得满眼是泪，抱着小不点让妈妈给我们留下了最珍贵的一张照片。接下来几天，孩子的状况持续恶化，出现了呼吸困难，每天吸着氧气沉沉地睡着。

　　还是一个普通的清晨，也是一个最不普通的清晨，也许是做妈妈的一种直觉，总觉得今天应该早点去科室，可是当我一大早跨进小不点病房的时候，看着孩子平静地躺在病床上，妈妈已经给小不点穿上了刚买的新衣服裤子和小皮鞋，孩子就像睡着了一样，平静地离开了这个世界，我站在孩子的床旁也不停哭泣着，这是我从事肿瘤工作以来看到离开最伤心难过的一次，握着孩子冷冰冰的小手，耳边依然响起"一闪一闪亮晶晶，满天都是小星星……"

5年过去了，今天再次写到小不点依然泪流满面，和孩子妈妈还时常联系，知道夫妻俩现在还有一个女儿，希望天上那颗闪亮的小星星永远开心、快乐！

（杨　伟）

迷茫中总在找寻希望

岁月不居，时节如流。转眼毕业后到湖北省肿瘤医院胸部肿瘤科工作已 2 年有余了。面对这么特殊的肿瘤患者，就像科里悬挂着的、抬头就能望见的三句真言："有时是治愈，常常是帮助，总是去安慰。"我们总是在治愈、帮助与安慰的路上不经意间被感动着……

从决定走进医学院那一刻，医学生就注定与其他专业的学生不一样，等待我们的是堆积如山的学习资料，毕业后进入临床也一刻不能放松。2021 年 7 月 24 日的早上，像往常一样，交完班，处理完医嘱，跟着上级医师去查房，从研究生到工作，因为专业为肿瘤内科学，我一直接触的患者都是晚期肿瘤患者。听癌色变，他们不愿意接受生命直接进入倒计时，他们都是抱着生的希望来寻求医师的帮助，作为医师，长期的交班、处理医嘱、查房，周而复始的工作或多或少让我们对肿瘤这个疾病有一些麻木，但是我一直警醒着自己要真真切切地面对每一个患者，因为对于他们每一个人来讲，肿瘤这个病只发生在他们一个人身上。

2020 年 3 月 5 日，新冠疫情还很严峻，我们科迎来了一位孤老，无儿无女，无兄弟姐妹，因"刺激性干咳 1 个月"住院，虽然疫情很严峻，但仍不放弃生的希望，拿着手里仅有的 2000 元，他说这是他所有的钱，他说能治多久就治多久，可是这一点钱，对于抗肿瘤治疗的费用来讲，杯水车薪。一个那么孤独的人，在疫情期间也没有放弃生的希望，对于如此努力的患者，作为医生，感动的同时，我们也积极想办法给他治疗的希望。很幸运，他符合我们一个临床试验的入选标准，就这样，开始了自己的抗肿瘤治疗。1年多过去了，这个老爷爷依然还在科里治疗，脸上依然洋溢着生的希望，并依然继续从事回收废品的职业，他还逗趣地说：要多收点废品，才能有机会活得更久。

2020年7月1日，一个很年轻的女性，才30出头的年龄，很不幸得了晚期肺腺癌，确诊的当天，她年轻的丈夫告诉我们那天是她31岁生日，他说能不能在科里给她过个生日，暂时不要告诉她那个噩耗，希望她生日当天依然是无忧无虑的孩子，而不是一个肺癌患者。后来我们科室给她买了很大的蛋糕，护士和医生一起唱生日歌，一起给她过了个生日，笑容在她脸上洋溢着。生日后第二天，她开始了漫长的抗肿瘤治疗之路，今年6月份，她永远离开了我们，在离开之前，她悄悄地把我拉到身边，告诉我：她31岁生日那天是她最开心的一天，虽然她已经感觉到自己病得不轻，谢谢你们医生。其实一年过去了，一个很普通的生日，作为医生，长期奔波在肺癌患者治疗中，已经忘了这个细节，但是患者在病情很严重的时候，还不忘表示感谢，我不禁觉得人间真情在。

　　每天面对肺癌患者，每天在诊疗中奔波，内心不免麻木，可是来自患者的无数感谢，以及一次次对生命的坚持不放弃，让我不禁对于肿瘤医生这个职业有了更敬畏及更端正的态度，他们把生命放在我们手里，我们怎敢马虎。工作已经 2 年，很庆幸自己是一名肿瘤医生，在他们迷茫的时候，可以尽一点绵薄之力，给他们一点希望！

（吴静怡）

路·奔跑

　　我是一名胸外科医生，从武陵山脉的大山深处走来，到首都求学、工作已有近 20 年的时间。很少回忆过去，总感觉自己一直在路上不停地奔跑，来不及思索……，也许是我已年近不惑，也许是经历了更多的人和事之后，近年来时不时梦见故乡的路，回忆起自己的过往。

　　与大多数人一样，我的童年的记忆是无忧无虑的。虽然身处大山深处，交通闭塞，荒无人烟，父母总能让我感受到比同龄人更多的关爱。我的祖父曾是当地远近闻名的中医，虽然我出生时祖父已去世数年，但是通过长辈的叙述及每年清明、春节等在祖父墓前的祭祀，年幼的我总是虔诚地跪在他的墓前，闭上眼睛在脑海勾画他的模样，在不同的时空聆听他对我的期待和嘱托。我的父亲是祖父唯一的儿子，祖父对他寄予了厚望，终因那个年代的原因，初中毕业便辍学，在祖父逝世前的最后几年，父亲虽继承了部分医学知识，但终究未能以此为生。

　　我是家里唯一的孩子，也是家族三代单传的孩子，父母亲和家族对我寄予了与我年龄不相符的期望，以至于年少的我总是比同龄人成熟。在几乎与世隔绝的大山深处的故乡，我三岁便已熟读"三字经""百家姓"等，五岁已经徒步翻山越岭，去往村里唯一的小学上学，每天来回步行两小时多。天晴还好，但南方的雨总是很多，记忆中，雨天总是在泥泞里深一脚、浅一脚地挣扎，路上耗费时间更长。中学就更远了，从大山里的家得走两小时以上的山路才能到镇上的学校，途中有长达一小时的路程没有人烟，只有周围密林深处的鸟鸣和野兽的行走声。记忆里长长的路啊，总是望不到尽头，总是翻不完的高山，加上南方山里树高林密，赶上雨雪，整个身体都能湿透，泥泞沾满整个裤腿，更不用说鞋子了……，这样的经历整整重复了9年。这9年时间在我幼小的心里，注入了极大的勇气和毅力，我知道，在长长的路上，只有不回头才不会害怕，只有不停地奔跑，才能回到父母亲的身边，让我不再感到恐惧和孤独。

后来为了我能有更好的教育，真正走出大山，父母亲颇有远见地给我转了学，来到了数百公里之外母亲的家乡，一个少数民族自治区求学。我刚满14岁，离开了童年的小伙伴，第一次感受到了孤独和对家的思念。因为至少一个月或几个月才能回家一趟，回家的路变得更加遥远。也许是年少轻狂，现在回想起来，那时候没有任何恐惧和害怕，反而觉得自己有了更大的空间和自由去做自己想做的事情。

2003 年"非典"肆虐，我也面临人生的重要抉择——填报高考志愿，当时的我还很懵懂，对外界一无所知。一方面我只知道我要完成祖父、父亲未能完成的心愿，继承他们的医学之路；另一方面我想去更远的地方看一看。拿着全国各大高校的招生计划我一脸茫然。最后毅然决定既然不好选择，那就去首都吧，因为那是国家的中心。北京有多所著名的医学院校：北医、协和、首医和北中医等。对于首医，我唯一的信息来源于县城的网吧，我在网站上浏览了学校的首页，我唯一的记忆就是首页照片里那栋高大的"第二教学楼"，除此之外一无所知。

高中毕业那天父亲来到学校接我回家，他没有过问我的志愿选择。我告诉他第一志愿填了首医的五年制临床医学专业，因为七年制时间太长，我不想上学上那么久，但五年制在湖北省只有一个名额。父亲帮我打包了高三所有的复习书籍和材料，用一根长长的扁担将一百多斤的书籍挑回了家，以此表示了对落榜的担忧，也为来年复读做了准备。我笑着跟父亲说：正因为只有一个名额，我不相信荆楚大地有谁敢填报！现在回想起来，不得不为自己当时的轻狂而脊背发凉。不久之后一切得偿所愿，我成了村里第一个名副其实的大学生，而且是去往首都，这一消息让父母亲和家族在老家扬眉吐气，为此大摆宴席，我亲手用毛笔写下了一副对联贴在家里老房子门口，以此明志和表达我自己的心情：有志者，事竟成，破釜沉舟，百二秦关终属楚；苦心人，天不负，卧薪尝胆，三千越甲可吞吴。

怀揣着去往北京的 K49 次列车车票一路颠簸 20 多小时，第一次离开家乡去往千里之外，这也是我平生第一次坐火车，正式踏上了我的学医、行医之路。转眼之间，已过去了近 20 年。我上完了本科和研究生，一直到 2011 年参加工作，也已 10 年多。从懵懂青涩的少年到医学生，从一名小住院医师到科室副主任，无亲无故的我，一路幸运地得到了多位医学大家的栽培、指点和提携，终于在首都可以立足和安身立命。我也越来越在激烈的医学竞争路上游刃有余，对患者的诊治也越来越从容不迫，更是获得了许多的医患的认可和支持。

现在的我依然每天忙碌地奔跑在路上：查房、手术、会议、读文献、写文章……已近不惑之年的我偶尔也会感到疲惫，而回首来时的路，又让我不敢有一丝懈怠和停顿。就像小时候走在荒无人烟的山路上一样，周围安静得可怕，密林深处的鸟鸣和动物行走的声音就在不远处，我不敢回头，只有一路奔跑……

（闵先军）

彼此温暖，真好

"夫医者，非仁爱之士不可托也"，人文是医学的灵魂。希望我们的陪伴让患者不孤单，不冰冷，温暖萦绕。

24床的牛奶奶，消瘦的面颊上有一个苹果大小的肿物，一双有神的眼睛流露着痛苦。90岁的她眼不花，耳不聋，因为没有牙齿，说起话来有点萌萌哒。

那天下午，牛奶奶由陪送人员推着轮椅转入我科，一边哭，一边嘀咕着："不要我了，你们都不要我了，把我东西也丢了"，手里紧紧地攘着她自己的随身包袱，家属束手无策地直挠头，来查房的张医生陪着闹情绪的牛奶奶，一边安慰一边查体。牛奶奶紧紧抓着张医生的手，像是抓着救命稻草一般的坚定，张医生安慰着奶奶："没事儿，您别怕，我们给您制订一个非常完美的计划，一切都会慢慢好起来的，有我们您放心——爱来瘤去。"

牛奶奶近期营养状况差，诊断为右侧面部菜花状肿物并破溃，给予营养支持及局部放射治疗。每日的换药和清创使得见习医生感慨"健身有方"。瘤体越来越小，笑容越来越大，牛奶奶的食欲和情绪越来越好，然而，问题又来了，营养粉满足不了牛奶奶的口腹之欲了，奶奶这回可真是"牛"了，抱着包袱要回家。一场由医护组成的情景剧"真红脸与假白脸"上演了，几个回合后牛奶奶安静下来，委屈巴巴地表示配合，随后在大家的表扬声中我们这个"可爱的老小孩"笑了。家属感慨"遇见你们真好，谢谢"。

在温暖患者的同时我们也得到了莫大的满足。

彼此的温暖，真好！

（张　华）

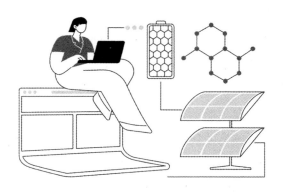

肿瘤科大夫的成就感

2008 年，北京举办奥运会的时节，我的高中同学来北京观看奥运会。我请他吃饭，席间他问我："作为肿瘤科医生，晚期的患者有几个能治好？你会不会觉得很没有成就感啊？"听到这话，当时我只能用"有时是治愈，常常是帮助，总是去安慰"这句特鲁多医生的墓志铭来回复他。话虽然是这么说，但在我自己的心里还是有一些不得劲的，同时又有一些无奈。作为一个医生，谁不希望自己能妙手回春、药到病除？然而，作为肿瘤内科大夫，这种成就感是不常有或不"长"

有的。因为在十几年前，虽然靶向治疗时代已经开启，某些癌种患者的生存时间也得到了很长的延长，但在化学治疗药物疗效进入瓶颈、靶向药物终将耐药的"大势"面前，晚期肿瘤患者的总体 5 年生存率还是没有明显的提高。

借用小时候写作文时经常用到的一句话——"随着科技的发展"，肿瘤的免疫治疗经过近一个世纪的起起伏伏，终于在近几年为自己正名了：肿瘤的发生发展确实与免疫相关；免疫治疗在抗击肿瘤方面是确实有效的。不仅如此，一旦免疫治疗药物让患者的肿瘤产生了应答，这种应答可以持久地存在，从而使患者可以获得长期生存。另外，免疫治疗药物的安全性和耐受性总体要优于化学治疗药物，同时它还能和其他抗肿瘤治疗方法联合以提高疗效……。免疫治疗的这些特性对于我们肿瘤内科大夫来说诱惑力实在是太大了！

2019 年 5 月的一天，我出门诊的时候接诊了这么一位患者。这是一位年轻的女性，前一年刚当妈妈。她是无意中发现自己的右颊部长了一个花生米大小的肿物，做了肿物切除后病理提示是腮腺的鳞癌。手术虽然是根治术，手术病理也没有发现淋巴结转移，但可惜的是仅仅过了半年，该患者复查的时候就发现了多发的肝转移。她在当地做了4个周期的紫杉醇联合顺铂方案一线化学治疗，但疗效欠佳（先是 SD，然后很快 PD）。我现在还清晰地记得当时她推门进来找我看病时眼睛里黯淡无光、宛若死灰的那种情形。因为当地的大夫告诉她，她这个病他们治不了了，赶紧上大医院去看看还有没有一线希望吧。以近乎绝望的心态抱着一丝希望，她挂了我的号。因为之前我曾尝试给几个晚期头颈部鳞癌的患者应用化学治疗联合 PD-1 免疫治疗都取得了不错的疗效，所以我给她开了住院单。患者入院后病理标本行 PD-L1 表达检测，结果提示 PD-L1 TPS 90%！看到这个结果，我坚定了给她行化学治疗联合 PD-1 免疫治疗的决心。她的治疗效果也不负所望——2 周期部分缓解，4 周期安全缓解！当我告诉她肿瘤完全消失的时候，她那种劫后余生的高兴和激动同样深深地印在我的脑海里。后来她准备回当地医院进行免疫维持治疗了，最后一次在我这儿住院的时候到我的办公室，非要给我红包，我坚决不收，然后她就一直摇头一直哭。她对我说："主任，我本来都做好死的准备了，可是我女儿才 1 岁，我还没来得及好好疼她、爱她、陪她一起长大，我真不甘心啊！您不光救了我，还救了我女儿！我是替她来感谢您的！"我说："治病救人只是我们医生的本职工作而已，你真不用谢我。相反我应该谢谢你，因为你让我体会到了当肿瘤科医生的成就感。好好照顾宝宝吧，等她长大成人了你们一起来看我就是对我最好的褒奖！"

时间过去 2 年了，前段时间打电话随访，这个患者的情况依然很好，在当地复查肿瘤仍然处于完全缓解的状态。我不敢贪功说是我治好了她。是患者和我们肿瘤科大夫都恰逢其会处在了这个肿瘤免疫治疗的时代,处在了这个科技创新的时代,处在了这个政府亲自下场替老百姓与药商砍价的时代,才让她有机会获得这么好的疗效。是的,我们对肿瘤的认识还很浅薄,很多的晚期癌症患者的预后依然很不理想,我们的医疗体系依然不够完善,但是,我们抱有希望,我们仍在努力,不是吗?

(张国庆)

晴天霹雳：妈妈成了我的患者

2010 年 7 月，从我毕业走出学校到我迈进医院的大门，我用了 6 个月的时间，因为早在 2010 年 1 月我已经完成了硕士毕业论文的撰写，来到我们医院进行岗前实习了。作为肿瘤科医生，从事肿瘤专业 10 多年，我见惯了各种生离死别，我曾鼓励我的患者坚持治疗不放弃，我也曾在患者生命最后的时刻劝家属理智地选择放弃，但我从来没有想过，有一天妈妈会成为我的患者。

那是 2019 年 7 月 1 日，妈妈打电话和我说起近 2 个月内她进食哽噎过 3 次，由于职业的敏感性，我心里咯噔一下，但转念又一想，不会的，不可能，慎重起见，我还是赶快让妹妹第二天便带她到省里某三甲医院做了胃镜，镜下显示：距门齿 23～28cm 可见环 4/5 周片状黏膜粗糙，发红，伴异常血管形成。诊断：食管早癌。病理诊断：鳞状上皮局灶高级别上皮内瘤变。什么？环 4/5 周竟然还是高级别瘤变？从我的临床经验来看，应该是个不太早的疾病了，但我宁愿相信检查结果，心里想着老天爷还是眷顾妈妈的，毕竟只是个早癌，哪怕不能做内镜黏膜下剥离术，胸腔镜也可以啊，毕竟早癌是可以根治的。7 月 9 日 PET-CT 结果出来了，显示：胸中段食管癌（累及长度 4cm），紧贴病变食管左旁、主动脉弓水平气管后方、右主支气管前方、上纵隔右上气管旁、腹膜后胸 11 椎体水平腹主动脉前方多发转移淋巴结。我此时头脑里一片空白，无数的画面和无数个为什么在我脑海里划过，怎么办，怎么办，我该怎么办。满眼的淋巴结转移，我不想，也不愿意相信，我想着肯定是 PET 出现了假阳性，妈妈一定还是早癌。7 月 12 日于省肿瘤医院复查胃镜，这次是我陪妈妈做的。跟着医生来到了做胃镜的房间，打了静脉麻醉后，妈妈睡着了，躺在胃镜检查的硬板床上，身体侧蜷在一起，像个瘦弱的老太太一样，我抓着妈妈的手，心里一阵刺痛，从胃镜的屏幕上我看到了那个环 4/5 的病变。胃镜医生说，这个胃镜的初步检查应该是食管癌了，具体还要等病理。焦急地等待了一周后，胃镜结果出来了：鳞状上皮中 – 重度异型增生，还是考虑食管早癌。虽然临床已经判断为食管癌淋巴结转移，但因为两次胃镜没有取到癌的证据，无法做术前放化疗，最终医生决定给妈妈手术治疗了。因为术前和妈妈一直说的是微创手术，她以为手术后就治愈了。7 月 19 日的早晨，妈妈格外地勇敢，还和我们开玩笑地说道："我要上战场了，共产党员是打不垮、压不倒的！"
手术室外的等待是煎熬的，时间在一分一秒
地过去，突然听到医生呼叫，让家属到谈话
窗口，术中冰冻切片病理结果出来了，看
着 2/5 的淋巴结转移，我彻底崩溃了，所有
的美好幻想破灭了。主刀医生告诉我们要转
成"颈胸腹三野清扫术"，创伤之大，不言
而喻。我第一次骗了妈妈，我告诉她是微
创，结果我带给她的是重创，手术持续了 5
小时多，术后直接转到了重症监护室，而我
和爸爸则守在重症监护室的门外，随时听候
医生的召唤。7 月 21 日，也就是手术后的第
三天，医生正准备让转回普通病房，妈妈突
然出现了呼吸困难，烦躁不安，手指末端血
氧饱和度下降至 60%，医生给我们下了病危
通知。爸爸慌了，我也懵了，我俩在重症监
护室的门外急得团团转，不会的，不会的，
我一直在治病救人，积德行善，妈妈一定会
转危为安的。正在这时，医生诊断清了，是

术后出现胸腔积液所致，赶快做了胸腔闭式引流，妈妈终于呼吸平稳了，也转回了普通病房。然而，她的情绪崩溃到了极点，妈妈是个爱美的人，她不能接受全身的管子和切口，最让她不能忍受的就是脖子上长长的两道疤。她认为我们骗了她，她拒绝和我们说话、烦躁、易怒，就像一颗随时会爆炸的地雷，全家人都小心翼翼地和她说话，生怕一不留神把地雷引着。术后妈妈开始每日剧烈地咳嗽、咳痰，而我们也小心翼翼地辅助翻身、拍背，就这样战战兢兢地过了2周，终于咳嗽有所好转。

手术后的第18天，我把妈妈接到了我们科，妈妈正式成了我的患者。妈妈当时全身带满了管子、引流袋。在我和爸爸的开导下，在我们科室医务人员的精心护理下，她的情绪开始稳定下来，开始和我们开玩笑了，说："看我这左一个手雷，右一个手榴弹的，真像一个战士。"

　　肿瘤患者的术后康复中营养治疗是非常重要的，记得当时我搞肿瘤营养治疗还没有太长时间，基本停留在理论阶段，并没有太多的实践经验。我精心地计算着妈妈每天的出入量，保证每天的能量摄入达标。时间就这样过着，妈妈也恢复得越来越好，体重基本维持稳定，身体各方面的营养指标、血红蛋白、白蛋白等都在稳步上升，慢慢地，妈妈可以下地活动了，精神也好了，开始自主进食了，脸上也逐渐地恢复了往日的笑容。妈妈成了我的第一个营养治疗成功的患者，也为我开启了营养治疗信心的大门。作为医生，理智告诉我，妈妈的分期需要做术后辅助治疗，不然很有可能前功尽弃；但作为女儿，我也真的不想妈妈再受放化疗的罪了。因为妈妈对自己的病情并不了解，她每天的信念就是赶紧拔完管子回老家，再也不要踏进医院，最重要的是知道我忙，怕影响我工作。我不知道该怎么去给妈妈解释她的病情，我和妹妹达成共识慢慢给她渗透，但爸爸还是坚持自己的观点，认为应该告诉妈妈。爸爸趁我们姐妹俩不在的时候，把妈妈的病情，以及妈妈生病以来我们的奔波、痛苦的挣扎、煎熬都告诉了妈妈。令我意外的是，妈妈在知道自己的病情后，竟然接受了我们安排的化学治疗。最终给妈妈定的方案是4～6个周期"紫杉醇脂质体联合卡铂"方案的化学治疗。尽管用了标榜掉头发少的脂质体，妈妈的掉头发现象还是很严重，后来爸爸干脆给她剃了个光头。4个周期治疗结束了，妈妈再也不肯治疗了，我也不再坚持，进入了定期随访。

肿瘤的治疗是漫长而艰辛的，总想把这些记录下来，但碍于时间和心理一直未能行动，现在回想起来，终于有勇气回想当初经历的一切。2年过去了，妈妈的病情很稳定。最主要的是她又真正地活过来了，拍抖音，跳广场舞，又回到了那个美美的状态。这不，又到了村子里每年一度的龙王庙会的日子，妈妈和爸爸这两个老党员还合演了《沙家浜》选段，他们并不是专业演员，但是他们积极地用自己的表演给家人带来了欢乐。妈妈逢人就说，是我的女儿救了我一命，其实妈妈我想对您说，救活您的正是您自己啊！

（张晓玲）

有时是治愈，常常是帮助，总是去安慰

——我与患者杨老师的纸短情长

两年前 6 月的那个下午，天空阴雨，患者稀疏，我的心情不知名状地焦虑，坐立不安，诊室门口进来一个人，满身疲惫，满眼绝望地向我走来……

就这样，我与杨老师第一次相遇，那个下午是我三十多年行医生涯中最刻骨铭心的一次。因为心疼！因为生命的珍贵！因为一个医者面对绝症的无奈！因为患者的情况太艰难！

坚定支撑　深深安慰

美国医生特鲁多墓志铭：有时是治愈，常常是帮助，总是去安慰。我和杨老师的故事是从安慰开始。

杨老师37岁，是一名普通小学女教师，病情是在单位的例行体检中意外发现的，胸部CT示：左肺门占位伴双侧锁骨上区、纵隔及右侧肺门多发淋巴结转移，左侧胸腔积液，肋骨转移，考虑中央型肺癌。去北京医院行气管镜活检，在等待病理结果前来到了我的门诊。

此刻我在想，压倒杨老师身体与精神的是她年轻的生命不可承受之重！人生于她，太过残忍。

一年前，2018年5月1日，一家人快乐出行，谁知天灾横降，意外车祸，她和8岁的儿子眼睁睁看着自己深爱的人惨死在咫尺之间，顿时天旋地转、撕心裂肺、抽筋剥骨，从此人间灾难。相爱结婚十年，爱情天上人间，她生生被宠成生活巨婴，而此之后，她连日常的电费、水费都不知道去哪里交；她连做饭的调料也傻傻分不清楚；她出门总是记不住带钥匙，情急之下往往随手就给爱人打电话，而冰冷的关机提示一次次让她瞬间清醒，斯人已去，苦难无边。

农民家庭！年迈双亲！儿子8岁！爱人惨死！公婆精神崩溃！自己疲惫瘦弱，绝望悲痛！怎样的孤儿寡母啊？怎样的痛不欲生啊？我紧紧搂着杨老师的肩膀，听她肝肠寸断地倾诉，我只恨自己语言匮乏，深情不够。孩子，哭吧，痛彻地哭吧，哭出你心底所有的委屈、恐惧、悲痛，整整一个下午，我们母女般地相依倾诉、安慰，我一次次地捧着她的手，看着她的眼睛，郑重地承诺，我会尽我所能为她的生命护航。

真情陪伴　精确治疗

生命在即，承诺在心！在等待结果的过程中，我内心企盼着她的基因检测如果是

ALK 突变该多好！给她一些时间，幼小的儿
子需要她！一个星期之后，病理及基因检测
结果出来了：ALK 融合，黄金突变，意外而
又惊喜！与北京医院专家的治疗意见一致，
她开始了口服靶向药的治疗历程。

从此杨老师于我而言，就是一个女儿般
的存在，默默地查看她每一个日常微信图
文；急切地问询她药物不良反应，并具体指
导她怎样处理；细致地对比她的每一次复
查结果；反复观察她每次就诊时气色与状
态；耐心地倾听她每一个担忧或喜悦的心
情；每周二的门诊时间，我的心里总是不由
地祈祷她满面笑容地走进来。随着治疗的推
进，我高兴地看到了她治疗的效果，坚定
地鼓励杨老师坚强乐观，杨老师也越来越
自信，越来越积极，病情控制也越来越理
想。常常帮助，总是安慰，让我们亦师亦友
亦亲人，让杨老师重拾生活信心，充满重生
力量。

一次就诊结束，杨老师拉着我的手，笑

着说："主任，第一次见您的时候，心里面莫名有一种力量，就想靠着您，尽管您瘦小单薄，可我好像看到了一棵挺拔坚实的树，莫名地觉得坚韧、可靠。您说我是 ALK 突变，是对靶向药物敏感的疾病，让我只管好好休息，放松心态，会有奇迹发生的，我就真的相信奇迹会发生，您好神奇。"

她边说边随手掏出来一个日记本，瞬间热泪盈眶，我接过日记本，原来，我们点点滴滴的故事，都被杨老师一笔一笔深深记录了。

2020 年 3 月 17 日

疫情来袭。我在老家，朋友帮我买药邮寄，我给金主任打电话，她一再嘱咐我要按时服药，有任何情况都可以给她打电话，道路通畅后及时回来复查。那个春天，好像也不那么清冷了。

2020 年 9 月 4 日

今天，我心前区不适，各种担心害怕，不敢告诉家人。我找金主任，金主任给我检查后建议我做心电图和超声心动图，又让我去找心内科的王主任，诊断心肌缺血，之后开始服用辅酶 Q10 和靶向药、保肝药。因心肌酶谱指标太高，服药后也没降太多，说不担心是假的。又是金主任告诉我："这是药物的副作用，有问题我们解决问题，有病我们治疗，不要害怕。这是一场战争，我们必须胜利，与瘤共存也是一种胜利。"金主任的话，让我安定又有力量，这是她在学识之外的魅力。

2020 年 10 月 11 日

今日就诊，又被偏爱。金主任看到我，眼睛一下子掠过人群，慈爱地笑着，亲切地招呼，示意我等一等，其他患者纷纷回头给我一个羡慕的眼神。多少次了，只要去她的门诊，她总是第一时间给我慈爱的笑脸，她问得最多的是我的儿子沛杭：身体怎样？长高没？胖不胖？学习情况如何？贴心吗？两边老人谁陪着你们？娘俩怎么吃饭，……我也愿意和她聊聊，聊我的恐惧、我的软弱、我的担忧、我的盼望，还有无数的感动，我觉得，她爱我懂我。

她爱我懂我，多么幸运，多么难得。

……

竭力帮助　初心不变

无论心愿多么美好，祈祷多么真诚，治疗多么积极，绝症总是让人捉摸不定、忐忑恐惧，杨老师在顺利抗癌近 2 年后，今年 3 月初复查，不幸颅内转移，面对病情，杨敏又一次崩溃，作为多年医者，我心里清楚脑转移的后果，但一想起杨老师年幼的儿子，孤单的自己，沉重的家庭负担，我就不再犹豫，我只想为她多争取哪怕一天，让她多一天陪伴年幼的儿子。既然，我曾是她心目中坚韧的大树，那我就倾其力量为她遮风挡雨，践行一个医者的初心。

2021 年 3 月 4 日

这次在复查中，发现我头部右额叶有 0.7 厘米的恶性肿瘤，考虑转移。金主任建议我换药，开始服用二代阿来替尼。

2021 年 3 月 17 日

我换药后两三天，全身肌肉疼痛，化验结果显示肝损伤，转氨酶异常得高，只能停药、住院、保肝。我疼痛难受之余，更有对病灶变化的忧虑、恐惧。又是金主任，她和我说："治疗过程免不了会有起伏，现在的药很好，不良反应也小，肝功会恢复的，至于头部肿瘤，不要担心，这个药对脑转移效果非常好，下次检查可能就消失了。咱们先保肝。"果然，三天后检查各项指标就趋于正常，一个星期后就正常了。我想，这是我听了金主任的话，心情平静、积极配合治疗的原因。

2021 年 4 月 29 日

今日下午，再次的复查结果出来了，头部肿瘤看不见了！我激动地哭了！这种绝处逢生的感觉啊，唯有痛哭能表达。我取上片子和报告去找金主任，金主任也非常激动，拍着我的肩膀说："我真为你高兴，你好好服药，一定会好的！一定能陪儿子长大，还能哄孙子呢！"我不由自主抱住金主任，金主任伸出双臂，我们紧紧相拥，喜极而泣。

……

患者杨老师的话：抗癌马上就满 2 周年了，这 2 年里，有数不清崩溃的瞬间，支撑我坚持一路走来的，是金主任给予的妈妈般的温暖、力量，言语无法表达我千万分之一的感激。记得金主任告诉我，她的儿子考上了中山医科大学的研究生，是子承母业呀，他一定也如同金主任一样，医者仁心，温柔、坚定、有力量。

（金高娃）

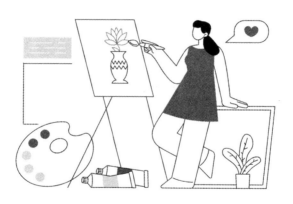

医者仁心，生命至上

从古到今，医者是受人尊敬令人爱戴的职业，因为医者仁心，生命至上。

作为一名医者，在20多年的行医生涯中，对于"白衣天使"这个称呼，我始终都充满着敬畏，它不仅仅是简单的称呼，更意味着在救死扶伤中责无旁贷的使命，因为在患者的眼里，医者是治病救人的使者，是能够帮助他们恢复健康、创造生命奇迹的唯一也是全部的寄托。

对于我诊治的每一个患者，我都尽最大的努力去挽救，无论是那些有丝丝希望可以延长生命的患者，还是那些早已经知道无力回天的患者，我都竭尽所能，竭尽全力。因为我深深地懂得，生命是如此宝贵，生命对于每一个人都只有一次。人生旅途没有返程票，我愿意在这条单行路上陪伴帮助那些生命健康出现意外的朋友，在延长他们生命长度的同时涵养每一刻生命的厚度，他们无悔我便无憾。

在肿瘤医院，经常见到因为各种各样疾病入院的患者，有的即使医生们竭尽全力治疗，也没有达到理想效果，眼睁睁地看着他们离去，那种复杂的情绪，是外行人难以体会的。有时我也难以控制自己低落的情绪，我可以放纵低落的情绪么？和患者家属一起抱头痛哭、捶胸顿足，或者，喝醉了睡上三天？不能，我们要始终保持绝对的冷静和清醒，因为下一时刻，下一个生命垂危的患者等着我们去救治。面对疾病的猖獗、生命的脆弱，我的心中更升腾着使命和责任，我要让我的医术更精湛，与患者们一道，对抗病魔！所以，面对肿瘤，面对可能来到的哪怕是死亡，我始终保持一种冷静和克制。面对患者，面对患者家属，我始终坚定必胜的信念，把信心和力量传递给他们，帮助他们树立生活的勇气和战胜病魔的强大力量。

2020年3月，千载难遇的新冠疫情夺走了无数人的生命。突如其来的变故裹挟着人类，人们在惊惧中重新架构生命心理防线。我意识到，自己那些恶性肿瘤患者的生理治疗心理建设出现了新的挑战。

在疫情最肆虐的时刻，我的一名肺部肿瘤切除愈后的患者，再次患乳腺癌，进行了保乳加腋下淋巴结清扫切除手术，手术很成功，需要尽快进行为期8个疗程的化学治疗，否则前期的手术将功亏一篑，病情很可能恶化，生命危在旦夕。命运再一次考验着这位有着坚强意志的曾参加过建国35周年国庆阅兵的转业女军人。

当时，我国疫情处在最严重最危急的阶段，医院按照防疫的要求，暂时不收患者，作为一名肿瘤医院的主任医师，眼看着需要化学治疗的患者面临无医可治的情形，看着患者和家属焦虑无助和失望的眼神，我异常焦急。要知道，我和这位患者经历过密切配合和艰辛努力，已经战胜了肺癌，她也恢复了正常生活，并且回到工作岗位上继续工作了。

医者仁心，尽最大努力挽救患者生命，这是医者神圣的职责和使命。

我想起 8 年前，第一次接诊这位患者的场景。

"我们在美国做了全面检查，打算去美国治疗，那里的医疗技术更先进，更可靠。"患者刚刚检查诊断为肺部癌症中晚期，希望去美国治疗。

"祖国的医疗技术不输美国，我们的治愈病例更多，我们有信心治你的病。"作为中国最大肿瘤医院之一的主任医师，我以我从医 25 年的经验坚定地表示。

"那我们留下来，跟您治疗。"就这样，

患者留了下来，成为我的第 165 名患者。自此开启了持久的与病魔抗争的日子，期间，她从肺部肿瘤切除到化学治疗出院，以及到 3 年后发生 2 次心包积液和骨转移，先后到中日医院进行心包积液穿刺，我和我的团队及外院的专家同行们精诚协作，一次次为她会诊，制订最佳治疗方案，争取最好的治疗效果。

时至今日已经 8 年有余，在她病情恶化，发生骨转移的时候，她曾担心产生耐药性无药可治，我安慰她，"放心，我们有办法！"在她病情好转，询问怎么安排工作生活的时候，我鼓励她，"你能坚持上班，就到工作岗位上继续发光发热吧，你行。"直到最近，60 岁的她光荣办理了退休手续，开始了她幸福的退休生活。

这就是肿瘤医院医生面对患者应有的状态，不仅坚信医疗技术的作用，更要和患者沟通交流，解疑释惑，坚定必胜的信念。

然而，这一次，情况有所不同，由于疫

情，医院暂时不能接受化学治疗患者入院。我像每次遇到紧急情况时一样，发动头脑风暴，将所有可以施救的方法逐一过滤，捋出思路找出办法，协调民营医院床位，打通技术支撑渠道，助力精准治疗方案，制订风险意外预案，高效率高质量完成准备工作。

"有任何问题随时联系。"我嘱咐到。经过 8 个疗程的艰苦化学治疗，患者经历了第 2～3 周化学治疗期间严重的不良反应，恶心、呕吐、脱发，我也给予了及时的密切关注，最终她以顽强的意志挺过来了，化学治疗后的检查结果非常好。她说，"胡主任，在我坚持不下去的时候，我想到的是您的嘱托，我要和您一起创造生命的奇迹。"就这样，她再次击退了癌细胞，康复出院了。

"是胡主任给了我坚持下去的勇气和抗击病魔的信心。"这位患者以她 8 年间经历 2 次肿瘤切除术及全程化学治疗，以及 2 次心包积液穿刺和骨转移治愈的过程，诠释了生命力的顽强。

作为医者，我为我的患者感到骄傲和幸福，她也给了我莫大的战胜困难和疾病的力量。作为医者，我深深地为"白衣天使"这一称呼骄傲和幸福。她送给我一面锦旗，我没有推辞，因为上面"杏林春满"的字句让我感到自己还有很长的路要走，而在这条路上陪伴我的是那些将生命交付于我的患者，他们的信任让我深深懂得"医者仁心"四个字的深刻内涵。

医者仁心，生命至上。我赞叹生命的顽强，就像那沙漠中傲然挺立的胡杨，它能在最恶劣的环境存活千年，即使已经死去依然在风沙漫卷中挺立千年，即使倒下，躯干也在时光流逝中千年不腐，胡杨，诠释着对生命的渴望和执着，对死亡的叛逆和对抗，胡杨奏响的就是永垂不朽的生命乐章！

我的这些肿瘤患者就像这胡杨，用自己

感天动地的悲壮，昭示生命的律动、生命的坚强，以及对生命的歌唱。

医者仁心，生命至上。

（胡兴胜）

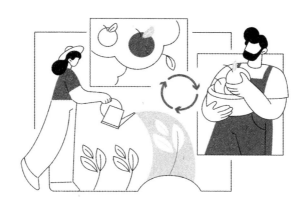

生死之间，尽力而为

一直以来，关于我从医这 32 年，关于癌痛患者，关于癌痛规范化治疗，关于肿瘤规范化治疗，我都想提笔写下点什么，一时觉得每天都值得记录，一时又觉得要写的太多，干脆以后再说。最近总算下定决心，先写下一点点。

媒体采访我时，不时会问道：如果再有一次选择的机会，2001 年那年是否还会从呼吸科转到肿瘤科？我毫不犹豫地说：从未后悔过自己当时的选择。

工作以后每天要做的事太多，我很少去

回忆自己的大学时光，但有一堂课例外，我至今仍时不时会想起。那是一堂临床课，老师娓娓道来，讲到医学人文时，她说美国有位特鲁多医生，在墓志铭上写着"有时是治愈，常常是帮助，总是去安慰。"我坐在座位上，这段话在我脑海中久久回荡。

走出校园，我成为一名呼吸科医生。我从小就爱动手捣鼓各种器械，于是在呼吸科做起气管镜，很快就得心应手。当住院医时做成了医院第一例肿瘤靠近肺门的 CT 引导下经皮肺穿刺活检后，我兴奋得一夜没睡着。那时的我年轻气盛，妄图将每一个病魔都踩在脚下，可我渐渐发现，癌症被提及得越来越多，人们谈癌色变，多少个日日夜夜，又送走了多少个因癌症而痛苦的生命。

世纪之交，全疆范围内，竟然找不出一家有肿瘤内科的三级甲等综合性医院。总要有人做第一个吃螃蟹的人，我站了出来。老主任苦口婆心地劝我留下，同事们也纷纷认为肿瘤科前景不佳，彼时 35 岁的我有过动摇也有过犹豫，可每每想到癌症患者在病床上因为疼痛而夜不能寐，就又多了一份去肿瘤科的决心。2001年8月从中国医学科学院肿瘤医院进修回来后，我又当上了"监工"，从科室布局、病房设计，我都一一过目，无数个赶工日夜后，自治区人民医院肿瘤科终于在2001年11月8日正式开诊，就如我的"孩子"出生一般。

面对从零开始的肿瘤科，担任科主任的我，能做的就是撸起袖子加油干。开诊不久，我就被上了一课。还记得那个阴雨午后，病房里来了一位肺癌合并大量胸腔积液的患者，呼吸困难，脸部极度肿胀，为了缓解患者的症状，我坚持每天为他抽取大量积液，然而患者的生活质量并没有太大改善，患者痛苦的面容时常浮现在我眼前，我难过又自责。这让那时的我明白，生死之间，要尽力而为。

癌痛，是我必须要说说的事儿。许多人对癌症的认识是从"癌痛"开始的。其实，每一位癌症患者，他们或多或少都遭受了疼痛的折磨。

癌痛究竟有多痛？有患者说，活多长时间不是他的追求目标，他只想减轻疼痛；还有患者说，癌痛在一点一点地侵蚀着他的躯体、消磨掉他的意志……，痛到连死的力气都没有了；甚至还有患者因癌痛而自杀。

看到患者那般痛苦，我无法视而不见，看到患者有止痛需求，我就必须去做，因为我是一名医生啊。

我忘不了癌症患者坐在轮椅上癌痛发作时的痛苦表情，即使过去了十几年，仍历历在目；我也忘不了患者因为疼痛不堪蜷缩在床角，经过镇痛后能下地活动，在病房走廊里不住地向我点头微笑的场景。所以，肿瘤可能治不好，但癌痛是可以通过我们的努力而改善的理念已经扎根心底。

经过努力，肿瘤科在 2011 年荣获了第一批国家级"癌痛规范化治疗示范病房"的称号。我必须带领大家一起把癌痛诊疗做规范、做好。

当我们科的癌痛患者都能得到规范的诊疗时，我想能松一口气了。然而，当我抬头看向四周，我发现远不是那么一回事儿。新疆地域辽阔，一家医院做好，也难以顾及全疆各地的癌痛患者。

怎么能让其他医院也一块参与进来，让新疆所有的癌痛患者都能得到规范的诊疗呢？我深感自己责任重大。于是在 2013 年我向自治区卫健委提出申请成立了"自治区卫健委癌痛规范化诊疗专家委员会"，由我担任主任委员，负责在全疆推广癌痛规范化治疗的理念。经过 3 年的不懈努力，2015 年 8 月 11 日，全疆有 22 家医院获得了"自治区癌痛规范化治疗病房"的称号，2019 年有 42 家医院加入了"自治区癌痛规范化诊疗专科联盟"；2021 年，已经有 35 家医院获得了"自治区癌痛规范化治疗病房"的称号。开展"癌痛规范化治疗病房"创建活动 9 年来，我的足迹遍布新疆所有的地州，行程几万公里，开展培训上百次，使癌痛规范化治疗的理念深入天山南北，如今，癌痛患者跋涉千里至乌鲁木齐市仅为开止痛药已成为历史，这让我十分欣慰，但并不满足。不少患者从家到地州医院取药仍有百里距离，要让癌痛患者在家门口就能获得规范化的诊治才是我们的初衷。把县域医院也建成"自治区癌痛规范化治疗病房"才是解决癌痛患者治疗的"最后一公里"！所以，2021 年我又开展了新疆县域医院肿瘤规范化诊疗"起跑县"项目，2021 年完成了 21 场培训工作，覆盖了 11 个地州，28 家医疗机构的 600 余位基层医师参加了培训，有效提升了县域医院肿瘤规范化诊疗的能力。以后，还将继续开展新疆县域医院肿瘤规范化诊疗"起跑县"项目，继续为提升新疆县域医院肿瘤规范化诊治的水平不懈努力。

随着经验的积累，所见越多，所悟就越多。从肿瘤诊疗到癌痛规范化治疗，这是肿瘤治疗的重要进步，而从癌痛到肿瘤的科普，则是防治观念的巨变。坐一天门诊我最多也只能帮助几十个患者，而一次医学科普，有可能惠及几千、几万甚至更多的人。从医越久，我也越发感觉到健康理念不仅要传递给患者，更要惠及健康人群，科普是一件"通过一人，惠及一方"的大事。所以，现在我已积极投身到肿瘤防治科普活动中来，告诉群众肿瘤的诱因，让大家明白肿瘤可防可治。有人问我，你忙癌痛规范化诊疗的事都忙不过来，哪来的时间科普呀？说真心话，靠挤。每每疲倦困怠时，看到患者病情好转后的笑容，总能扫除一切阴霾，让我再次动力满满！

生与死对于普通人来讲只是一线之隔、一念之间，而作为医务工作者的我则愿用我毕生所学尽力帮助到更多的人……

（柳　江）

初心最重，奋斗最美

从医之路，始于责任

"医生"是一个用爱书写的称谓，"医生"是一个用责任撑起的身躯，医生的初心就是护佑千千万万人的健康。

回想起来自己从医整整34年了，许多人当初选择学医的原因多种多样，我当时学的念头医源于我的表姐。表姐4岁失去母亲，胆小善良。我从小在姥姥家长大，表姐对我很好，后来表姐长大要嫁人了，母亲为了有个照应，将她嫁到我们邻村。然而，表姐婆

家有个刁蛮的小姑子，懦弱的表姐在婆家没
有话语权。生下外甥后，有一天，表姐对我
母亲说，她一直便血，母亲督促她尽快去医
院检查。后来她住入我们县一个部队医院，
那时我正在读高中，一个周末去看住院的表
姐，到医院打听表姐住哪儿，帅气的军医
说："那个肠癌患者呀！"。那一霎那，我自
己脑子突然一片空白，现在不记得当时和表
姐说了什么，只记得表姐手术后没多久，伤
口长出一个碗大的瘤子，年过半百的大舅驼
着背，经常推着小拉车带着表姐去换药。母
亲说大舅曾经有七个子女，最后活下来的只
有最小的表哥和表姐，病痛折磨得表姐骨瘦
如柴，痛苦地呻吟着，在我备战高考期间表
姐脱离了痛苦，走的时候只有 27 岁，留下
了年幼的儿子和年老的父亲。怕影响我的学
习，家人没有通知我，在一个周末回家后知
道表姐走了，我担心从小将我带大的大舅，
但看到苍老许多的大舅时却不知道如何安慰
他，当时我就想一定要成为一名医生，解除

患者苦痛，也可以好好照顾大舅。

学医之路，持之以恒

我的高考志愿报考的是临床专业，后来被调剂到中医专业，上学第一天开始我就下决心要好好学习，准备考研。毕业时母亲给我说先找工作吧，这样可以减轻家里负担。毕业后我被分配到我们市中医院工作，一天，考入上海中医药大学的一个学弟到我们科帮老师做课题，突然又激发了我考研的愿望，大学毕业 5 年后，我如愿考取了上海中医药大学中医外科硕博连读研究生，有幸成为顾氏外科传人唐汉钧教授的学生。上学第一年寒假过后，我和师兄师姐们一起到导师家吃饭，饭后导师与师兄谈论毕业去向问题，导师想留师兄在上海，师兄家在北方想回北京，老师对师兄说："要先顾大家、再顾小家，先顾事业、再顾家庭。"随后导师问我，是硕士就毕业还是硕博连读，我说："当然要硕连博呀，唐老师您不是说要先顾大家、再顾小家，先顾事业、再顾家庭吗？"
因为我读研究生时女儿刚刚 2 岁，唐老师说：
"你不一样，有孩子。"

博士毕业回到家乡，当时医院想成立肿
瘤内科，院长说："中西医结合治疗肿瘤有
发展，送你进修肿瘤，回来建立肿瘤内科。"
这样博士毕业后又去进修学习，6 年没有管
女儿。转眼博士毕业 11 年，2013 年女儿要
到上海读大学，送女儿上学时去看望了导
师，导师对我说："到你这个年龄，需要游
学，防止思维固化，要多拜师、开阔思路，
需要再拜师学习，来上海不容易，可以到北
京学习，拜师一定要找医德好、技术好的老
师。"回来后工作较忙，拜师学习的事情耽搁
下来。后来女儿每次去看导师时他都会问我
拜师学习的事，女儿就会打电话告诉我："唐
爷爷又问你拜师学习的事了，唐爷爷问是否
需要他帮忙。"在导师的多次督促和北京师兄
的帮助下，2016 年 5 月我有幸师从国医大师
晁恩祥教授。为了珍惜学习机会，不耽误工

作，我每周四下班后坐高铁到北京，晚上住表姐家，第二天早起到中日友好医院跟师学习，下午坐高铁回医院再工作 2 小时，每周这样从未间断学习，直到 2020 年春节新冠肺炎疫情暴发。学医需要与时俱进，博采众长，学无止境，贵在坚持。

行医之路，仁心仁术

学以致用，不忘初心，从医几十年，我有收获，也有遗憾，但对患者总是充满爱心，在平凡的岗位上一直坚守。医生的工作是平凡而琐碎的，在这平凡、琐碎的背后却蕴含着无限的艰辛和丰富的内涵。我们帮助患者科学地认识疾病，增强他们战胜病魔的决心；帮助患者插上必胜的翅膀，增强他们战胜病痛的信心。

医生在平凡的岗位上坚守，坚持爱心，坚持医德，为患者保驾护航。医生的责任与担当，都来源于对患者的爱，大爱无形，大爱无声，因为有源自内心的深爱，才会为之默默地奉献。

医生的责任与担当，是春风化雨，润物无声。当我走进病房，看到患者渴求的目光，清澈信任的眼神，闻见患者呻吟的声音，我曾用眼神及动作传递关爱，做好每一个细节，真心对待每一位患者。当看到患者治愈陆续出院时，内心是那样的快乐，也不枉自己多年来的孜孜以求。患者入院后自卑胆怯，冲动急躁，陌生的生活环境，如同离群的孤雁般的心理，都需要医生的耐心帮助。爱才是最有效的方式，用爱感染患者，用这种无形的爱唤起患者的爱，善良、宽容、感恩等爱的品质才能在患者身上发芽、生长。

乐医勤业，学而不厌，不断追求是我的梦想，医生对患者的责任感，就是尽快地发展自己，只有学而不厌，才能诲人不倦，只有乐医勤业，才能全面、深刻地认识医生工作的重大意义。

我曾对每一份病历反复斟酌，对每一个

处方反复推敲，对每一个治疗环节反复思考，以让每一位患者每天能更好一点。在工作中学习，在学习中工作，一路拼搏，艰辛付出，从患者的双眸中，从患者的点滴康复中，我深深体会到了作为医生的自豪和愉悦。

功夫不负有心人，在纷繁复杂、琐碎的事务中，找出问题，把问题转化为课题，品味思考的愉悦，把思考转变为行动，我正体验着这种探究的快乐。

作为医生就是勿忘初心，恪守使命，持之以恒，大爱无疆。

（贾喜花）

那些曾经的患者

作为一名肿瘤内科医生，经常是不经意间，就有一连串的名字从脑海中闪过，这些名字是那些已经过世的患者。从见到他们第一天的情形，到他们离世时的模样，一个个场景，一一闪过，记忆是那么深刻。

王先生 45 岁，是我 17 年前的一位患者。记得王先生第一次来住院时书卷气的模样。他多年在国外生活，思维敏捷，对问题喜欢探究。他虽然不是可以看懂每一个化验单，但是他知道自己的病情，清楚目前治疗的现状和国际最前沿的治疗方式。与他谈病情，总好像是和一个肿瘤医生在进行另一个患者的病例讨论，不需要有任何隐瞒。其实有时候和一些一知半解的患者交代病情是很困难的事情，因为他们不是全懂又总对给予的每一步治疗心存质疑，但是和王先生打交道，完全没有这种困扰，他会充分信任我给予的每一个建议，虽然他也会问建议的理由和依据，可是面对一些不确定的因素，他会坚持对我们的信任。反反复复多次住院，后来病情进展，和他谈：回当地城市治疗吧，不要来回奔波到北京了。他明白为什么这样建议，几个月没回来住院。忽然有一天，接到王先生爱人电话，说叫了急救车，要从一千公里外的当地来我们医院。接到电话时我有些发懵："为什么呢？"他爱人说："他脑转移加重已经昏迷几天了，但是只要间断有意识，他就跟我说要回北京胸科医院，这几天一直这样，有时候说得清楚，有时候说不清楚，但是只要清醒，都是一直重复着说要回北京胸科医院。我们本来也不想折腾，可是他一直这样反复要求，我们想满足他最后的愿望，无论如何让他回去一趟。"

救护车到了，看到王先生从平车推下的那刻，我的眼泪也就掉下来了。现在的他憔悴不堪、意识不清。科里的医护都熟悉他，大家快速给他安置好病床，根据当地病情简历，给他对症治疗。一阵子忙碌后，他醒了！他的目光是凝滞的，我们要一个个俯下身在他床边，他才能看见我们。他就那样一个个地看我们，那么开心地笑着，眼里满是泪！他含糊不清地说：看看你们，看看你们。不超过 5 分钟时间，他又意识不清，再也没有醒过来……

我们不知道我们在王先生心里是怎样的分量，我当时也不能明白是什么原因让我们不经意间成了他离世前最想见到的人。这么多年，有时候想到他，我想大概是从开始他就对我们有的那种信任，陪伴他度过了人生最后的两年，这种信任或许是他最后人生中很重要的温暖吧。

　　张先生，去世12年了，但是我依然记得
他第一次看门诊时头上发油打得站不住苍蝇
的那种油亮，他去世时宛如一个大学生一样
的素朴。从第一次入院180斤的重量，到去
世时不足100斤。记得住院期间，有一次要
输注化学治疗药物，护士在插输液器时，出
现异常情况，药品撒了满地。我知道情况后
急忙赶到病床边，心里想一定先耐心听张先
生的数落，然后道歉，想办法先做治疗再想
怎么赔付。没想到，他竟然笑嘻嘻地先开玩
笑："快赔吧，这进口药可是很贵的，几个
月工资？"我刚说了声对不起，他就接话说：
"没事儿了，意外，千载难逢的意外。没事
儿了，你们再开医嘱给我领药吧，今天能做
了治疗就可以了。"没有一句抱怨和指责，我
们都惊讶于他态度的和善。他总是很乐观，
即使化学治疗后出现呕吐等不良反应，依然
不忘开玩笑。有时候晚上夜班，他会来办公
室聊天，我一边写病历一边听他说他的公
司，说他的生活和工作的经历，说他的人生

经历让他看明白了生死，他身边活泼的、身体健康的人，说没有就突然没有了，让他明白人不要纠结，要开心地活在当下。后来张先生出现了全身多发骨转移，一直需要调整止痛治疗，整个人的精神状况也明显差了起来，但是他依然不忘随时放松开玩笑。当他知道病情继续进展时，他自己做决定：除了止痛，不再做其他抗肿瘤治疗。张先生是我管理的患者中，对自己病情从始至终完全知情而且清楚知道自己应该如何决定的为数不多的患者之一。他对生死的认知、他对人生的坦然，都影响着我思考生死及人生。

　　一个一个已经故去的患者，音容笑貌，历历在目。他们中有的从第一次住院到生命的最后时刻，都时不时表现出焦灼或者不安；有的从始至终从容平和，住院治疗期间也不忘写字画画、看书写作。有的经济殷实，为了延长生存，万金不惜；有的家境贫寒，治疗一次下一次还需要再凑经费。他们的面容各不相同，相同的是他们和医护交谈时的那种目光,目光里有期待、有信任,还有对生命奇迹的渴望。相同的还有:这些素不相识的患者,在他们人生的最后一段路程里,都和我们有了交集!我们从不曾想到会出现在这些患者的人生里,也不曾想到我们会在他们的人生里有怎样的影响。我们自己或许不知道,不经意间我们决定了他们最后的人生会怎么经过。我们可能已经成了他们最后人生中非常重要的角色,但是我们自己却并不知道!

是他们教会我,真诚对待出现在你生命中的每一个人,因为不经意间,我们已经出现在彼此的人生里,而且可能在不经意间影响着彼此以后的人生。是他们教会我,任何时候,不哀怨、不沮丧、放松坦然、乐观活着,当下就是最好!

谢谢你们,从我的人生经过!

(胡 瑛)

做患者前行路上的光

坐标内蒙古，夏日的清晨，微风不燥，东边的阳光穿过片片树叶散射到大院里的球场，带来刚好 23℃ 的清凉。这个世界很吵闹，一早便有打球的少年们，这个世界也很安静，午后可以听得到一只蝉的鸣叫。春来秋往，酷暑寒冬，四季悄然轮回，低调却展现着它的魅力。于普通人而言这是平凡的每一天，然而，对肿瘤患者来说却是再奢侈不过的享受。

33 岁刚被确诊乳腺癌的患者，也是 1 岁孩子的妈妈，更为不幸的是发现时已经有了 2 处骨转移。告知病情时她和她的爱人共同来到了谈话室，彼此紧握着对方的手，没有眼神的交流，也没有开口说话。我就站在我们主任的旁边，即便是从医多年、经验丰富的主任当时也沉默了，空气就这样凝固了 1 分钟。"主任，我想知道我的病情，我需要知道我的病情"，我把目光转向她的爱人，他点了一下头，说了两个字"是的"。

"情况不太好，是乳腺癌，骨头有了转移，无法手术根治，生存期可能不会太长。"主任说完这句话，患者泪如雨下，泣不成声，她的爱人一时间像出了神一样，谈话就这样被迫终止了。无论之前做过什么心理建设，无论我们想象自己有多坚强，在直面人生艰难的那一刻，我们应该允许自己脆弱。

稍作调整之后，两个人又返回了我们的谈话室，这一次，没有太大的情绪波动，取而代之的是坚定、是要活下去的信念，她告诉我们，孩子还太小，不能没有妈妈，请求主任给她制订最有效的治疗方案，她说她百度了化学治疗、放射治疗的不良反应，只要能控制病情，只要能让她多活一些时间，她都能配合、都能克服。为母则刚，那天她的眼神我至今难忘。也是那一天，我意识到，肿瘤，这个让我们谈之色变，这个几近于无法治愈的疾病，它的治疗有着特殊的意义。

后续的治疗，将近 3 年的时间先后使用了化学治疗、放射治疗、内分泌治疗、靶向治疗、抗骨转移治疗等多种手段，同时也伴随了很多轻到中度的不良反应，身体的不适并没有让她中断治疗，但病情在缓解了一段时间后还是出现了进展。我们没有办法去治愈一个晚期肿瘤患者，但我们能有机会看到一个妈妈的朋友圈里，可爱的孩子，从被怀抱着到蹒跚学步，再到在公园草坪上追逐一只美丽的蝴蝶，从咿呀学语到口齿伶俐，再到晚上回家迎面而来的那一句"妈妈，我爱你"。孩子还不懂得生死离别与人生苦难，但在他最弱小也最童真的年纪里他一定是被保护着、被疼爱着长大，我们的努力让他尽可能少一些遗憾与缺失，也让一位母亲多一些陪伴自己孩子的快乐时光，尽管那可能只是有限的时间和一个既定的结局。

作为一名肿瘤科医生，我常常被身边人问道：都得了不治之症了还有治疗的必要吗？这个问题太难回答，因为这个世界没有真正的感同身受，无论是为了孩子坚强地活下去的妈妈，还是不愿意拖累家人最终放弃治疗的老父亲，每一种选择都无关对错，而只关乎于爱。不固定于一种模式，没有特定语言，不是一种简单的表面现象，也难以明确被定义，但就是这样一种力量成为人们心中强大的支撑。人与人之间的爱和善意也不仅仅存在于家人、朋友之间，同样存在于医生和患者之间。

"To Cure Sometimes, To Relieve Often, To Comfort Always." 这是长眠在纽约东北部的撒拉纳克湖畔的特鲁多医生的墓志铭，中文翻译过来是我们耳熟能详的：有时是治愈，常常是帮助，总是去安慰。从我成为一名医学生以来，这句话就开始出现在耳边，后来当我成为一名肿瘤科医生以后，愈发能够体会它所折射出来的大爱。虽少有治愈，但总是能够去安慰，让受难的人多几分被理解与被支持，而我们的治疗，能延长生存的时间，提高生活的质量，减轻疾病带来的痛苦，即使是在生命的最后一程中，也让每一个患者活得有意义、有尊严，有机会完成梦想，有时间再看一看世界。帮助与支持，安慰与鼓励，做患者前行路上的光，让黑暗的道路少一些恐惧，让病痛的阴霾早一点驱散，这就是医者的意义。

（徐晓燕）

往往最伟大的艺术，
雕刻的都是生命

　　他姓张，是一位 37 岁的男性，是一个 9 岁孩子的爸爸，一家三口在我国某煤矿大省幸福地生活着。

　　2019 年底的某一天清晨，天降噩运，这位张先生突然咳出一口血。直觉告诉他，自己的身体出问题了。

　　这位家庭支柱立即前往当地的省级肿瘤医院做了全面检查，气管镜活检病理报告上写着：不典型类癌！

　　这是一种神经内分泌肿瘤，是一种少见的肺癌类型。由于肿瘤位于右上叶支气管开口，突入右主支气管，该省级肿瘤医院胸外科大夫告诉他，做手术的话只能切全肺，否则只能选择做放化疗，但是这类病灶的放化疗效果并不好。

张先生面临着一个艰难的治疗选择。如果为了根治而切除右全肺，他将永久失去 55% 的肺组织，那么后半生就几乎干不了重体力活儿了，基本等于残废！如果不做手术的话，放化疗又无法达到根治，自己的生命随时会受到威胁。

左手边是生命的长度，右手边是生命的宽度，两者不可兼得。

张先生接受不了全肺手术，他不愿意放弃尊严，苟延残喘得过后半生。在妻子的建议下，他们选择来北京寻求最后一丝希望。

张先生来到了我们门诊，国家级顶级专家杨跃教授仔细看完片子之后，告诉他："手术的话，有一定的希望保留他的右肺中下叶，但是也有切不干净、残端阳性的可能性，取决于术中的快速病理怎么报。机会五五开，做还是不做？"

我坐在杨主任的对面，敲着键盘写门诊病例，但我内心想的是："做不做手术，这么艰难的选择为什么要抛给患者？"

这个问题让张先生夫妻俩面面相觑，一时间不知如何回答。我们让他们坐在诊室门口考虑考虑，因为这是一个艰难的决定。如果选择做手术的话，的确可能会面临开了胸，但是没切干净，白挨一刀，甚至发生术中出血，导致被迫切全肺的可能。

对于是否接受开胸探查，张先生本人非常犹豫，但是他妻子斩钉截铁地说："我们愿意做，做成什么样，我们都认了！"因为这句话，杨主任给他们开了住院单。

夫妻俩于是回到老家，焦急地等候床位，但是突如其来的疫情，这一等就是3个月。疫情过后，他们一家人都来到了北京，包括张先生的妻子、父母和弟弟。

我们第一时间排上了这台手术。我当时在手术台上，看着杨主任小心翼翼地拿着小刀，用类似片北京烤鸭的动作，把腔内有肿瘤的那一截支气管切下来。不得不说，肿瘤距离残端非常近，也就 5 毫米的距离，但是再沿着中间干支气管往下切，中下叶就保不住了。我们把标本的上切缘和下切缘都送去做冰冻快速病理检查，看看残端有没有问题。

这种手术叫作支气管袖式切除术，这是一种气管成形手术。一般来说，对于张先生这样的中央型肺癌，从肿瘤上缘的主干支气管进行切断（全肺切除）是最简单的做法。然而，这样的全肺切除术，就不可避免地会切掉没有被肿瘤侵犯的健康肺叶。

天才的外科大夫想了一个办法，那就是把中间干支气管也切断，把病变的上叶拿走，然后把主支气管和中间干支气管"接起来"（吻合）。然而，"袖切"的真实操作要远远比示意图复杂得多，要保证吻合好的支气管不狭窄、不扭曲、不出血、不紧张、不漏气、不成角，这是需要数十年的训练和实践才能熟练完成的手术。

所以，面对这样的病例，很多胸外科大夫不是不想做"袖切"，而是真的没有那金刚钻，不敢揽这瓷器活儿，因此经常会退而求其次，建议患者做全肺切除。切全肺固然是一件更简单的事儿，但是大夫不能为了自己省事就切掉患者的全肺。"袖切"这个手术虽然辛苦，但是这种"自讨苦吃"非常值得！

对于一般的袖切，杨主任断完支气管之后，都不需要等术中快速病理，直接开始做吻合，这样可以大大减少患者麻醉和手术的时间。然而，切完张先生这个瘤子，杨主任选择暂停手术，所有人都停下来，耐心地等待冰冻病理检查的结果。张先生的中下叶能否保住，要半小时后才能见分晓。手术室的气氛凝重起来，只听见麻醉机规律的嘀嘀声。

好在苍天并非无情，病理报告就三个字：未见癌！

张太太从主刀大夫那里听到了从她爱人开始咳血至今的第一个好消息。在经历了

3小时的艰苦手术之后，杨主任告诉她，术中的冰冻病理报告：支气管断端未见癌。手术切干净了，而且只切除了右肺上叶，右肺中下叶也保住了！张太太喜极而泣！

患者和家属并不知道台上的惊险时刻，也不会理解主刀大夫在手术台上面临的压力。如果残端阳性，那么这台手术，要么是一台失败的手术（没切干净），要么是一台破坏性太大的手术（全肺切除）。当我看到杨主任解脱的表情之后，我总算理解了，在门诊的时候，他为何要把是否做手术的选择抛给患者。因为患者的机会，就在毫厘之间，而外科大夫的命运何尝不是毫厘之间呢？现如今的医疗环境，我们经历了太多的农夫与蛇的故事，再牛的专家也不敢轻易去冒险。无论是一台失败的手术，或者是一台破坏性太大的手术，患者和家属都不会满意，而主刀医生则有可能面临潜在的纠纷。

张先生的术后恢复也非常顺利，术后5天就出院了，术后病理报告提示：未见淋巴结转移。

　　这也就意味着，术后无须再做放化疗。当我把这个消息告诉张先生的妻子，她再次喜极而泣，双手合十：谢天谢地。我说："你们确实应该感谢老天，他这个肿瘤的生物学行为还算比较惰性，耽误了3个月愣是没长大，我们术前还特别犹豫要不要做，担心会切不干净。所以老张你要感谢你的妻子，是她的坚持，为你争取到了手术的机会。"张先生听完，羞涩地望着自己的妻子。

　　外科大夫在做手术的时候仿佛被赋予的是上帝之手，他切除了肿瘤，并且重塑了崭新的气道结构，可以让人幸福地生活下去。这本身就是一门伟大的艺术，但是，如果这门艺术需要向上攀登99步的话，那这第1步，是患者的信任！

　　第1步和99步，哪个最关键呢？看到他们结伴离去的身影，我陷入了沉思。

（黄　淼）

愿生活充满柔情蜜意

　　清明一过，天气就热了起来，夏日的风徐徐而来，夹杂着一丝难得的清凉。在忙碌了一天之后，走在回去的路上，路边的霓虹灯影影绰绰，车水马龙的街头令人有一种恍惚的感觉，在这光影交错间，有时候会想起自己这几十年来的从医之路，真是百感交集涌上心头。医者，在世间行走，承载了很多，有疑惑、不解、误会、喜悦、担忧和希望，但敬佑生命，救死扶伤，是从医的责任和担当，也是我们的生命和职业光辉绽放之路。

　　记得 4 年前，我在门诊遇到了一位 17 岁

210

的小姑娘，刚在我们医院胸外科接受了肺癌手术治疗，因为肿瘤比较大，所以开刀后来门诊咨询后续治疗的事情，收入院后经过详细地询问病史，得知她在幼年时期因为"喉乳头状瘤"已经做过多次手术，年纪轻轻，感觉已然经受了太多的磨难，在沟通后家长表示希望能选择不良反应小的治疗方案，在经过权衡利弊后，我们团队给患者做了 4 次术后辅助化学治疗，并嘱咐他们定期来医院随访。在此后的 1 年多时间里，他们定期会来门诊进行复诊和评估，肿瘤没有再次复发，我们都很开心，小姑娘也从开始的沮丧变得慢慢有了笑意。然而，肺癌是一个多么可怕的疾病，目前的 5 年生存率都不足 35%，很多患者即使早期接受了手术治疗，在日后也面临着复发转移的风险，而她的肿瘤当初还是比较大的。在 2018 年底她出现了咳嗽加剧伴有痰中带血的情况，来复查胸部 CT 之后，让人意料之中但又很不愿意接受的事情还是发生了，原本干净的肺部在左上叶长出了一个新的肿块。我们赶紧把她收住院进行气管镜检查，活检显示果然是肿瘤复发了，但刚好免疫药物已经在国内成功上市，而且她的情况也符合免疫治疗的适应证。经过沟通和解释，我们给患者使用了免疫联合治疗，后续进行免疫维持治疗，幸运的是一直到去年底，她的病情还是比较稳定，肿瘤一直控制得很好，没有进一步增大或转移。时间转眼来到今年，因为年初肿瘤较之前略有变大，我们又在免疫治疗基础上调整了用药，希望能得到更好的效果。在这几年的治疗中，小姑娘在我的印象中一直还是很坚强，每次会有父亲或母亲陪同前来，问及治疗的不良反应，都是很轻声细语地回答，让人平生一丝怜爱之情。所幸至今她的病情也还是基本稳定，我也和她的父母深入聊过，这样一名花季的少女，医患之间一路扶持，都是为了日后的希望，希望有朝一日能看到她继续上学、毕业、工作甚至结婚生子，能有一个正常的生活，一个可能普通人都在度过的每一个普通的日子。可以说这是一个医者的愿望，也是一个家庭的愿望，一个朴素到普通人可能不会太过重视的奢望。

还有不久之前接触到的一个年轻人，三十几岁却是个老烟枪，每天抽一包都算少的，门诊看到的时候两侧都是胸腔积液，气喘吁吁，行动也不是很方便，当时陪同来看病的是他的老父亲，收入院之后我们紧急给他抽了胸腔积液并送检，希望能尽早明确诊断开始治疗。由于患者年纪较轻，应该也是家里的主要劳动力，而他的病情相对还是偏重，我在开始和家属解释病情的时候，可能作为父亲，老先生一时间很难接受这个现状，而且一些诊断和治疗的事情沟通起来不是很顺畅，在反复说了几次后我也是有些倦怠感，并问他为什么爱人没有过来，我想可能年轻人更好沟通一点，同时对患者的情绪和内心都是一个安抚，交流之后才知道原来家里还有两个孩子，大一点的才刚上小学，小一点的那个还是咿呀学语的阶段，听到这我顿时就明白了。所以后来我反思了一下，作为医者，可能我们眼中最关切的和最重视的多数是病情，是诊断，是如何治疗，反而忘记了这应该是一个充满人文关怀的地方啊，我们面对的是疾病，是一个个患者，但他们更是一个活生生的人，背后有自己的家庭、亲人、父母儿女，有琐碎的家事，也有自己的冷暖悲喜。过了几天，终于看到他爱人来了，这个时候胸腔积液已经放出来了，病理也基本明确了，经过商量就先用了化学治疗控制病情，但进一步的基因检测结果可能还要等，所以我也一直有个希望，如果能有机会用上靶向治疗药，可能后续疗效会更佳。患者和家属对我们团队给予了信任，所以治疗也比较顺利。然而，在化学治疗后第二天，患者在平稳几天后又出现了气促不适，一查发现对侧大量胸腔积液，无奈之下我们只好又进行了穿刺，患者双侧置管引流，多数时间也只能坐在床上休息，白天黑夜就只有他爱人在一旁照顾，也是非常辛苦。所幸的是，最后等到了基因结果是阳性的，而且是比较少见但治疗效果很好的敏感突变，在加用了靶向治疗后，患者的情况一天天地好起来了，最终拔出了引流管顺利出院。

有时候我也在想，生长在医学昌明的时代，我能在职业道路上给患者更多的帮助，而医学技术和药物研发相比于疾病却总是滞后的，我们虽然努力了，但很多时候可能也徒劳无功。这种此起彼伏的希望之光和挫败之伤总是伴随左右，但是，这不也正是生活的必然么。罗曼·罗兰曾经说过，世界上只有一种真正的英雄主义，那就是在认清生活的真相后依然热爱生活。我想，虽然病痛相随，但爱也相随，这里有亲情、友情，也有医患互助合作之情，正是这些情谊，支撑了我们的一切，我愿这世上能在医患共同努力下，少一些凄苦，让生活充满柔情蜜意。

（储天晴）

让绝症不绝望：
一位肿瘤科医生永远的心愿

近 80 岁的杨大爷是寿光洛城街道的一名普通干部，13 年前他的妻子胰腺癌术后复发，住进肿瘤科病房，住院期间一直由杨大爷陪护，他对老伴的那种细心和爱成了肿瘤科医生护士们每天讨论的话题，虽然身患癌症，那种相伴晚年、不离不弃的感情让整个病房都洋溢着温暖。肿瘤科病房和眼科病房的不同就是，大部分病号都是"老病号"，多次住院，所以和医生护士都很熟悉。在和杨大爷偶然的一次聊天中，我了解到他小便不畅，职业的敏感性使得我赶紧给杨大爷做了相关检查并联系了泌尿外科，结果比预想的还要糟糕：前列腺癌，已经是中晚期。那时候他老伴的情况已经非常不好，下了多次病危通知，泌尿外科建议杨大爷立即做手术，预后应该还可以。

杨大爷一晚上没合眼，第二天他告诉我他的决定，要暂时放弃自己的手术，先陪老伴走完最后一程，并恳求我对老伴和所有亲人保守秘密，两位老人在人生的最后时刻选择了"在一起"，老大娘20多天后走了，走得很安详，她的爱人在她生命的最后时刻把自己全部的爱都给了她，可是她并不知道，她的爱人也身患绝症。令人欣慰的是，老大娘去世后，杨大爷在子女的安排下，顺利完成了手术，术后一直在肿瘤科跟随我治疗，虽然已是晚期，但在所有医生护士的悉心照料下，病情控制良好。

50出头的张先生来自五莲，因肺癌晚期住进肿瘤科病房，他的妻子患有严重的椎间盘突出无法陪床，儿子远在内蒙古消防支队当兵，这样一个特殊的患者住进来后，护士们都给他做起了免费的"保姆"，护士长赵姝姝当仁不让，其他人也理所当然地加入进来，大家排了班，吃喝拉撒全部负责。患者多次咯血，废弃物处理也都成了护士的常规工作。患者病情日益加重，自己也觉得时日不多，我多次和内蒙古消防支队联系，希望能让儿子见父亲最后一面，领导很重视，最终，儿子从内蒙古赶了回来，陪伴了父亲生命的最后时刻。走的时候，他已经言语不清了，唯一不放心的就是自己的媳妇，他握着我的手，语无伦次，一遍遍地说："路大夫，求你和部队领导反映反映，把俺儿调回潍坊来当兵，照顾他娘。"他 2015 年 10 月去世后，经过多次协调，他的儿子于 2016 年 8 月调入潍坊寒亭消防支队，他临终的心愿终于了了。

每个肿瘤患者都有故事，患病的过程、

治疗的经历、家庭的支持，其间的坎坷，这些故事很辛酸，作为聆听者的医生也会经常泪流满面。我的手机里、电脑上记录着每一位患者的档案。每天晚上睡不着的时候，我都会拿出来翻看，1 周、1 个月、1 年、10 年……。我觉得，做医生最温暖的瞬间就是，当这个患者出现在你面前时，你总能一下子想起他的故事。或许，有的患者在这个过程中老去，在他老去的前期，作为肿瘤科医生，我们唯一能做到的，就是让自己的爱再多付出一点，让每一位患者在走的时候都尽量不留遗憾。

一路走来，很多艰辛，我心里明白，只有自己行，自己所带的团队行，患者才会有生的希望，他们的生命才会由 6 个月延长到 1 年、2 年，甚至更长、更长……多年来，我一直带着团队不断创新理念，接轨国内外各种抗癌新方法，引入多项微创、绿色治疗技术。"让绝症不绝望"是潍医附院肿瘤科所有医护人员永远的心愿，我觉得，这也是天下所有肿瘤科医者永远的心愿。我们应该充满信心，总有一天，在所有医者同仁的共同努力下，癌症一定会攻克。

（路　中）

情有所依，心有所系

做一名医生是我从少年时起就定下的目标，但成为一名肿瘤科的医生却是从未想过，甚至起初是有些恐惧的，因为当时在我想象中的癌症患者就是一群被判了"死缓"的人，他们的未来是灰色的，他们的家庭是无助的。为数不多的治疗药物能给予患者的疗效实在是可怜，也许更多的只是一种安慰吧。可时光却如白驹过隙，一转眼已经是做肿瘤科医生的第 25 个年头了，回头看，留在自己记忆中的更多却是"幸运"，幸运的是我遇到了肿瘤治疗飞速发展的时代，我可以有越来越多的方法、药物去为我的患者去除病痛，满足我作为医生的"成就感"；更幸运的是我从很多的患者和他们的家人那里看到了对生命的热爱、对家人的依恋和对我的信任。从医几十年，治疗过的患者我已做不到历历在目了，但总会有一些闪亮亮的瞬间让我回想起来仍忍不住泪目。

2019 年末血液科转来一个 15 岁的男孩，全身水肿，不能平卧，呼吸困难，肝脏已经达到肋下四五指了，PET-CT 显示大半的肝脏都是转移瘤，胸腺有一个巨大的肿物，胸腔积液，各项化验指标都出现了明显的异常，病理诊断：（胸腺）淋巴上皮瘤样癌。这是一种非常少见的恶性肿瘤，一旦到了晚期很难活过 1 年，而且这个孩子状态这么差。"老师，救救孩子，这几年我们一直在外面打工，没时间照顾孩子，对不住他呀！"这类话平时听到的不少，但看到孩子妈妈已经泣不成声，孩子爸爸一边劝着妻子，一边不时背过身去擦泪，然后回过头目光坚定地说："我们知道孩子已经很重很重了，但我们还是请您想想办法，让我们试一试也好呀！"同样做了妈妈的我对这样的场景瞬间失去了"免疫力"，"好，那我们就搏一搏，但一定做好最坏的准备。"我的话音刚落地，孩子父母的眼中立刻燃起了希望和一种力量。治疗的过程确如预想的那样很不顺利，白细胞下降，凝血象报了危急值，发热，呕吐……。每次查房前我的心里竟都会感到一丝忐忑，尽管这样，孩子的父母却都会笑着汇报孩子每天哪怕是一丝丝好转的迹象：多吃了一口饭，平躺的时间又长了……爸爸说得最多的一句话就是："什么结果我们都接受，您别有压力，您能给孩子治疗已经让我们感激一辈子了！"第一疗程的治疗就在这样的磕磕绊绊、好好坏坏中结束了，孩子出院，我也松了一口气，不知道还会不会再见到这一家人。两周后的办公室里，当我再见到这个男孩时，竟几乎完全认不出来了，原来孩子蛮清秀的，说话也再不像刚生病时的那种暴躁不安了。"老师，快看看这孩子，饭量特别大，还能出门溜达了。"爸爸迫不及待地汇报着孩子的表现。接下来的治疗顺利了很多，原来的绝望已经完全变成了生的希望。然而，谁也没有预料到，一场新冠疫情席卷全球，患者不能正常来院，肿瘤科不能正常接诊，孩子的治疗变成了在医院开药，拿回家找护士用药。而且这种治疗也变得断断续续，孩子爸爸的描述也慢慢地从最初的好转，逐渐变成了孩子最近腰越来越疼了，体力有些不如从前了……。尽管这期间我给孩子调整了治疗方案，口服安罗替尼并有过一段时间的缓解，但当我终于再见到孩子时已经是 2020 年的 10 月了，他是坐在轮椅上被推到我的诊室的，多发骨转移，骨髓转移，重度贫血，每周需要输血小板，每天需要口服 80 毫克吗啡……，绝望的情绪再次涌上心头。"回家对症吧，多陪陪孩子就行了。"我把孩子刚刚确诊时的那句话又说了一遍。孩子爸爸愣了一会儿，对我鞠了一躬，转过身去，一言不发地离开了诊室，本来就不高大的身形因为略驼的背更显得瘦弱，我知道他的腰椎间盘突出症很重，但一直没有时间，更主要的是没有更多的钱为自己去看病，那一瞬间让我似乎看到了朱自清笔下那位爸爸的背影，那一刻我也是纠结的，因为我其实也是不忍心让他花更多的钱、借更多的债去试验一些可能收效甚微的治疗方法。

原以为我们之间的医患关系到此结束了，可没过几天，爸爸又推着孩子来了："老师，虽然家里不富裕，但还是想给孩子争取一下，孩子太小了，不忍心，我们知道太难为您了，您再帮我们想想办法，我们全家人都很依赖您，什么结果我们都认，就想再试一次。"看着爸爸那充满期待的目光，拒绝的话真的说不出口来。"现在肿瘤最新的治疗办法就是免疫治疗，但因为孩子的病是少见病，不属于适应证，目前只有国外一些个案的报道，对于治疗效果我没有把握，而且不知道孩子会不会出现什么不良反应，他的身体太弱，经不起任何折腾了。"尽管我把所有最坏的可能都描述给孩子爸爸，仍然感到他内心里的一种已经抑制不住的激动，似乎已经看到了儿子又重新站起来的样子了。两个周期的抗 PD-1 抑制药联合安罗替尼过后，疗效已经显现出来，骨痛完全缓解，不需要吗啡，不需要轮椅了，每周一次的血常规检查，贫血状态也在逐渐改善，血小板白细胞渐近正常……，我又见证了在孩子身上发生的奇迹，那种兴奋的感觉已经不能简单地用"成就感"这个词来形容了。为了节省住院治疗的费用，孩子仍然采取了买药后回家用药的模式，但我却可以时时知道孩子的现状，因为孩子爸爸几乎每半个月就会挂一次号来门诊向我汇报一下孩子的情况，我告诉他微信说就行，化验单也可以发给我，别这样折腾了，自己的腰又不好。可孩子爸爸每次都憨厚地一笑："老师，我过来跟您面对面地说心里踏实。您就是我们一家的救命恩人。"几天前孩子又过来复查了，病情控制得非常好，充满了这个年龄的孩子的朝气，喜欢和村里的伙伴们打篮球，天热了一起去下河游泳……。我兴奋得让他站在我的衣柜旁拍了一张照片："今年拍一张，明年再拍一张，看看长了多少。"那一刻我感觉就像在看自己的孩子一样，虽然我没见过他出生的样子，但我却看到了他重生的喜悦。

人与人之间是讲缘分的，父母与子女是一种缘分，这种缘分是父母对子女的全情投入，像这位爸爸一样不求回报，只要看到孩子还能多一天喊自己一声"爸爸"，虽然直到今天这个孩子还不十分清楚自己得了什么病，病情曾经严重到什么程度，但我希望有一天我可以有机会告诉他如何回报他的父母都不为过，因为我知道他们这一路走来曾经有多艰辛有多无助；医患之间也是一种缘分，在这场与病魔的斗争中，我其实是有些被动的，但因为他们的信任，因为他们的坚持，我才更有勇气和他们一起并肩作战。特别是在这个"医患矛盾"已经成为一种社会问题的年代，我很感动我遇到了这样的一家人，感动我遇到了这样的一群患者，他们的信赖让我有机会用自己的专业知识去为他们、为这个社会做点事情，也成就了我白衣天使的梦！唯愿我们都永存爱心，让我们情有所依，心有所系！

（路　丹　杨　宇）

从医感悟

自古以来凡有志者，就有不为良相当为良医的志向，良相以治世，良医以救人。抱着救死扶伤的志向，多年寒窗苦读，我终于成为一名光荣的肿瘤科医生。谈及感悟，内心百感交集，思绪千丝万缕，又不知从何说起，那就开篇先讲一个正能量的真实故事吧。

一位年轻的妈妈，三十几岁，是名教师，丈夫是公务员，已抗癌5年了。她5年前突发癫痫被送诊，在我市著名三甲医院诊断为脑胶质瘤，2级，手术切除，未行放化疗，2

年后发现病情进展，再次手术+化学治疗+放射治疗。前前后后坚持了1年，肿瘤未复发，以为癌症已治愈。可在去年复查时，患者已出现肺转移，再次化学治疗、放射治疗、使用靶向药等治疗、肿瘤未进展。年初复查，颅脑新增3个病灶，伴头晕，双下肢乏力，来我院行颅脑精准放疗。

她与我聊天，坦言从开始知道病情的恐慌、惧怕、无助、失望，到后来的接受现实和坦然面对并配合治疗，所有这些离不开家人的不离不弃、悉心照顾，更离不开医护人员的无私帮助。心中坚信自己能行，一定行，必须行！还说自己最大的愿望是能看到孩子上大学！她的眼中闪着憧憬的泪光，我在心中默默祝福她。她乐观的态度和多年抗癌的顽强让我钦佩，也深深地震撼着我。

这样正能量的例子很多，但是消极的例子也不计其数。作为一名肿瘤科大夫，我曾与无数患者和他们的家属坐在一起，讨论他们冷酷的前景：这是医生要做的重要的工作之一。如果患者高龄90之余，患有终末期的失忆症，出现严重脑出血，谈话要容易些。可对于二三十岁刚刚感悟人生却确诊癌症的年轻人，能说的话就需要费很多心思。我害怕他们消极应对，也担心他们放弃治疗。

在中国，肿瘤的发病率在急剧飙升，逐渐趋于年轻化，越来越多的癌症新发患者被诊断时无法面对，饱受心理煎熬，怀着极端恐惧的心理，战战兢兢地生活在这个世界上，在经受了痛苦的肉体疼痛和残酷的心理折磨后离开这个世界。很多癌症患者对死亡的恐惧已超越了死亡本身。作为一名肿瘤科大夫，我曾不知多少次想为肿瘤患者解开他们心中关于死亡的心结，但人们对死亡三缄其口，讳莫如深。

癌症是一种严重威胁人类生命健康的常见病、多发病。就目前来说，大多数癌症特别是中晚期癌症患者还不能得到彻底治愈，提高癌症患者的生活质量已成为治疗癌症的主要目的之一。除了身体健康，精神面貌也是生活质量非常重要的一部分。所以在临床工作中做好癌症患者的心理护理就显得格外重要。

我们和所有的患者都一样，面对肿瘤，共同愿望都是希望能彻底把肿瘤从身体内消灭干净，但这样的愿望想达到却没有那么容易。肿瘤的形成与发展是一个长期、缓慢而复杂的过程，受多种因素的影响，又经历多个阶段。随着癌症研究的逐步深入和科学技术的进步，世界卫生组织已将肿瘤定义为一种长期的慢性疾病。也就是说，肿瘤就像高血压、糖尿病等慢性疾病一样，可以通过长期治疗，最大限度提高患者自身抵抗力，减轻肿瘤带来的病痛，获得长期生存。

所以养成良好的生活作息，了解肿瘤的发病机制，定期进行体检排除健康隐患，也是我从业多年十分想要强调的。要养成积极乐观的心态，不仅有利于我们在困难面前不低头，也有利于我们远离诸多疾病。

在医院里见证了生命迎来送往，恰如

一台时光机，记录着人间温情冷暖，有人说："医院往往比婚礼殿堂见证了更多的真情，医院的墙往往比教堂听到了更多的祈祷……"是啊，行医多年只恨没有妙手回春的本领，不能让每一次的结局都圆满。纵使如此，我仍要坚守我的职责，丰富我的知识储备，尽我所能地与肿瘤抗争。我想，这是一件一辈子都无比光荣的事情！

（路泽军）

《医学人生：医学人文之父威廉·奥斯勒》
郎景和　主译

《困惑中升华：肝移植之父斯塔尔兹的外科风云》
董家鸿　主译

《跨越巅峰：显微神经外科之父亚萨吉尔》
毛颖　陈亮　主审　　　岳琪　陈峻叡　陈嘉伟　主译

《善意的悲剧：乔纳斯·索尔克与疫苗史至暗时刻》
谢文　管仲军　主审　　　陈健　主译

《赋予生命：残疾人运动领袖的燃情岁月》
赵明珠　王勇　主审　　　胡燕　主译

《拯救或破坏：英国医疗体系缔造者约翰·马克斯》
王岳　马金平　主译

《遗传的变革：70 年医学遗传学史》
李乃适　邬玲仟　桂宝恒　主译

《最初的梦想：麦凯利斯特与医学研究生学生会的诞生》
甄橙　主审　　　程陶朱　黄羽舒　主译

《治愈的希望：人类医学简史》
刘健　主译